Die Praxis-Website

Jörg Naumann

Die Praxis-Website

Ein Einstieg für Mediziner und
Therapeuten

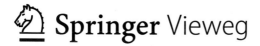

Jörg Naumann
medicalweb
Chemnitz, Deutschland

ISBN 978-3-658-44654-3   ISBN 978-3-658-44655-0 (eBook)
https://doi.org/10.1007/978-3-658-44655-0

Die Deutsche Nationalbibliothek verzeichnet diese Publikation in der Deutschen Nationalbibliografie; detaillierte bibliografische Daten sind im Internet über https://portal.dnb.de abrufbar.

Planung/Lektorat: David Imgrund
Springer Vieweg ist ein Imprint der eingetragenen Gesellschaft Springer Fachmedien Wiesbaden GmbH und ist ein Teil von Springer Nature.
Die Anschrift der Gesellschaft ist: Abraham-Lincoln-Str. 46, 65189 Wiesbaden, Germany

Wenn Sie dieses Produkt entsorgen, geben Sie das Papier bitte zum Recycling.

Inhaltsverzeichnis

Über den Autor

Dr. Jörg Naumann ist Zahnarzt, Webdesigner und Autor.

Nach seinem Studium an der Humboldt-Universität zu Berlin und der Promotion zum Dr. med. führte Jörg Naumann von 1994 bis 2022 eine eigene Zahnarztpraxis in Chemnitz. Seit 2023 ist er im Kinder- und Jugendzahnärztlichen Dienst des Landkreises Altenburger Land/Thüringen als Zahnarzt beschäftigt.

1998 gründete Jörg Naumann parallel zu seiner Tätigkeit als Zahnarzt die Webdesign-Agentur medicalweb (www.medicalweb.de), die auf die Erstellung und Pflege von Websites für Ärzte und therapeutische Praxen spezialisiert ist. Ziel seiner Arbeit ist, komplexe Sachverhalte klar und verständlich zu kommunizieren. Dabei ist es ihm besonders wichtig, einfache, barrierefreie und benutzerfreundliche Websites zu erstellen und die digitale Welt allen zugänglich zu machen. Jörg Naumann nahm je dreimal am Biene-Award, dem von Aktion Mensch und der Stiftung Digitale Chancen ausgerichteten Wettbewerb der besten barrierefreien Internetangebote, sowie am Sächsischen Staatspreis für Design teil.

2019 veröffentlichte Jörg Naumann den essential-Ratgeber „Websites für Arztpraxen: Ein Leitfaden zur Konzeption" im Springer Vieweg Verlag Wiesbaden. Außerdem ist er als Autor für verschiedene (zahn-)medizinische Zeitschriften aktiv.

Einführung

1

Erinnern Sie sich noch an die Zeit, als medizinische Fachkräfte wie Ärzte, Zahnärztinnen und Therapeuten nur über das Telefonbuch, über die Gelben Seiten oder über persönliche Empfehlungen zu finden waren? Das hat sich gründlich geändert.

In unserer digitalen Welt ist eine Website für Praxen unverzichtbar geworden. Laut einer Bitkom-Studie informieren sich 55 % der Internetuser vor ihrer Wahl über Ärztinnen und Ärzte oder medizinische Einrichtungen im Netz. 17 % haben schon selbst eine Online-Bewertung über Ärztinnen, Ärzte oder medizinische Einrichtungen verfasst. Und für 37 % sind Bewertungen von Ärztinnen und Ärzten bzw. medizinischen Einrichtungen genauso wertvoll wie persönliche Empfehlungen von Familie oder Freunden (Bitkom 2023).

Eine gut gestaltete Online-Präsenz ist damit heutzutage für Praxen zur Pflicht geworden. Für viele Patienten ist sie eine der ersten Anlaufstellen bei der Suche nach der passenden medizinischen Betreuung. Sie liefert im Idealfall alle wichtigen Informationen zu Ihrer Praxis und stellt hilfreiche, vertrauenswürdige und nutzerorientierte Inhalte bereit. So kann sie beispielsweise Bilder Ihrer Praxis und Ihres Teams zeigen, Ihre Mission und Vision erläutern, Leistungen auflisten und Erfahrungsberichte zufriedener Patienten enthalten. All das trägt dazu bei, das Vertrauen potenzieller Patienten zu gewinnen und sie zu ermutigen, einen Termin zu vereinbaren.

Aber was ist, wenn Sie ohnehin schon überlastet sind und keine weiteren Termine anbieten können? Die Vorstellung, noch mehr Anfragen zu erhalten, kann demotivierend sein. Vielleicht sehen Sie dann keine Notwendigkeit, Zeit und Geld in einen professionellen Online-Auftritt zu investieren. Allerdings kann Ihnen eine Praxis-Website viel mehr bieten als nur neue Patienten:

© Der/die Autor(en), exklusiv lizenziert an Springer Fachmedien Wiesbaden GmbH, ein Teil von Springer Nature 2024
J. Naumann, *Die Praxis-Website*, https://doi.org/10.1007/978-3-658-44655-0_1

- Eine wichtige Aufgabe ist, die Reichweite zu erhöhen. Mit einem guten Online-Auftritt erreichen Ihr Inhalt und Ihre Botschaft ein breiteres Publikum. Er erhöht die Chancen auf Interaktionen und wird durch Suchmaschinen besser bewertet. Hier spielt die Optimierung der Inhalte und der Technik für Suchmaschinen wie Google eine wichtige Rolle. Wer nicht gefunden wird, bleibt unbekannt.

- Über die Website präsentiert sich Ihre Praxis als moderner Arbeitgeber und spricht potenzielle Bewerber an – ohne die Kosten einer Zeitungsanzeige. Stellensuchende finden hier Informationen zu Betriebsklima und Unternehmenskultur.

- Ein professioneller Online-Auftritt kann dazu beitragen, das Praxispersonal zu entlasten, indem er wichtige Informationen bereitstellt, häufig gestellte Fragen beantwortet oder eine Online-Terminbuchung ermöglicht. Dadurch wird die Praxis effizienter und die Arbeitsbelastung verringert.

- Eine eigene Website gibt Ihnen die Möglichkeit, die eigene Online-Präsenz und Ihren Ruf zu kontrollieren. Nahezu jede Praxis und ihre Dienstleistungen werden irgendwo im Internet erwähnt. Eine eigene Website stellt sicher, dass korrekte und positive Informationen über Ihre Praxis leicht zugänglich und sichtbar sind.

Die Welt des Webdesigns und der Online-Kommunikation ist groß und komplex und die Erstellung einer Praxis-Website keine leichte Aufgabe. Aber sie ist machbar!

Dieses Buch ist eine Einführung, die Ihnen helfen soll, ein Grundverständnis für das Thema zu entwickeln. Zu den rechtlichen Fragen rund um eine Website werden Sie in diesem Buch allerdings nur wenig Informationen finden. Zu schnell schreitet hier die Entwicklung voran, als dass ich dieses komplexe Thema hier integrieren möchte. Wenn Sie Ihr Wissen zu diesem und zu allen weiteren Aspekten rund um den eigenen Webauftritt vertiefen wollen, finden Sie am Markt unzählige Bücher, Videos, Artikel und Kurse. Einige davon werde ich Ihnen vorstellen.

Mit Ihrer Website wollen Sie Menschen helfen. Das wird Ihnen nur gelingen, wenn Sie die Fähigkeit entwickeln, sich in sie hineinzuversetzen, ihre Ängste, Bedürfnisse, Wünsche und Motivationen zu verstehen, ihre Probleme zu lösen und letztlich ein hohes Maß an Empathie und Mitgefühl zu entwickeln. Ich hoffe, Ihnen auf den folgenden Seiten einige meiner Überzeugungen vermitteln zu können.

Für eine bessere Lesbarkeit verwende ich in diesem Buch das generische Maskulinum. Gemeint sind selbstverständlich immer alle Geschlechter.

Abb. 1.1 QR-Code der
Website zum Buch. (Quelle:
eigene Darstellung)

Die Website zu diesem Buch finden Sie unter www.diepraxiswebsite.de
(Abb. 1.1).

Literatur

Bitkom (2023) Mehr als die Hälfte liest Arzt-Bewertungen im Internet. www.bitkom.org/Pre
sse/Presseinformation/Haelfte-liest-Arzt-Bewertungen-Internet. Zugegriffen: 19.11.2023

Das Konzept Ihrer Website

2

Ein Website-Konzept ist vergleichbar mit einem Bauplan für ein Haus. Es dient als umfassender Leitfaden, wie Ihre Website aussehen, funktionieren und welche Ziele sie erreichen soll. Ein solches Konzept ist von entscheidender Bedeutung, denn es stellt sicher, dass Ihre Website genau auf die Bedürfnisse der Patienten zugeschnitten ist und gleichzeitig die Werte und die Professionalität Ihrer Praxis widerspiegelt.

2.1 Welche Mission, Vision und Ziele haben Sie?

Bevor wir aber tiefer in die Konzeption Ihrer Praxis-Website eintauchen, müssen wir ein paar grundlegenden Fragen beantworten: Welche Vision und Mission treiben Sie an? Warum gibt es Ihre Website überhaupt und was wollen Sie mit ihr erreichen? In diesem Abschnitt untersuchen wir das große Warum hinter Ihrer Website und definieren klare Ziele, die Ihre digitale Präsenz leiten sollen.

2.1.1 Das Warum Ihrer Arbeit

Medizinische und therapeutische Dienstleistungen bieten oft mehr als nur eine physische Leistung. Patienten und Kunden suchen Heilung und Linderung, Trost und Verständnis, Hoffnung oder einfach ein besseres Lebensgefühl. Sie wollen Vertrauen in die Behandelnden und ihre Methoden haben. Sie binden sich nicht nur an eine Dienstleistung oder ein Produkt, sondern an Überzeugungen und Werte.

J. Naumann, *Die Praxis-Website*, https://doi.org/10.1007/978-3-658-44655-0_2

Von Simon Sinek, einem britisch-amerikanischen Autor und Unternehmensberater, stammt der Satz: „Die Menschen kaufen nicht, was du tust, sondern warum du es tust" (Sinek 2020). Sinek fordert, dass sich Unternehmen und Führungskräfte die Frage nach dem Warum stellen und sie beantworten müssen, bevor sie sich den Fragen nach dem Wie und Was zuwenden. Die Grundidee dahinter ist: Menschen interessiert nicht nur, was man tut, sondern vor allem, warum man es tut. Wenn das Warum klar und überzeugend ist, werden die Menschen wahrscheinlich auch das Wie und das Was unterstützen.

► Simon Sinek (2009) Wie große Führungspersönlichkeiten zum Handeln inspirieren. www.ted.com/talks/simon_sinek_how_great_leaders_inspire_action?language=de

Wenn Sie sich bewusst sind, warum Sie Ihren Beruf oder Ihre Tätigkeit ausüben und was Sie erreichen wollen, können Sie eine klare Vision und Mission für Ihre Praxis entwickeln. Fragen Sie sich:

- Warum ist es Ihnen wichtig, Ihren Patienten zu helfen? Welche Werte treiben Sie an?
- Warum ist es Ihnen wichtig, die Bedürfnisse und Wünsche Ihrer Patienten ernst zu nehmen und individuell auf sie einzugehen?
- Warum ist Ihnen ein Vertrauensverhältnis zu Ihren Patienten wichtig und wie bauen Sie es auf?
- Warum ist es Ihnen wichtig, sich ständig weiterzubilden und auf dem Laufenden zu bleiben?
- Warum haben Sie sich auf ein bestimmtes Fachgebiet spezialisiert und welche Vorteile haben Ihre Patienten davon?
- Warum wenden Sie bestimmte Behandlungsmethoden an und welche Erfolge haben Sie damit erzielt?
- Welchen einzigartigen Nutzen bietet Ihre Praxis, der Patienten dazu bewegt, sich für Ihre Behandlung zu entscheiden?
- Warum sollten sich Patienten Ihrer Meinung nach nicht auf „Dr. Google" verlassen, sondern Ihre professionelle Hilfe in Anspruch nehmen?

2.1.2　Ihre Vision und Mission

Indem Sie sich regelmäßig die Frage nach dem Warum stellen und die Antworten in Vision sowie Mission einfließen lassen, stellen Sie sicher, dass Ihre Praxis auf einem klaren, werteorientierten Kurs bleibt. Die Verankerung dieser Werte in der täglichen Arbeit jedes Teammitglieds ist entscheidend, um das Vertrauen der Patientinnen und Patienten zu gewinnen und zu erhalten. Vision und Mission sind grundlegende Elemente einer erfolgreichen Unternehmensstrategie. Sie spiegeln das langfristige Ziel und den Zweck einer Organisation wider.

- Die Vision beschreibt, wo Sie mit Ihrem Unternehmen in Zukunft stehen möchten und welche Ziele Sie anstreben. Sie dient als inspirierendes Leitbild für das gesamte Team.
- Eine Mission hingegen beschreibt, wie Sie mit Ihrer Praxis diese Ziele erreichen wollen und welchen Zweck sie erfüllt. Die Mission gibt an, welche Dienstleistungen oder Produkte Sie anbieten, wer Ihre Zielgruppe ist und wie Sie diese bedienen werden.

Aus der Praxis

Diabetologische Praxis
Vision: „Unser Ziel ist es, die Lebensqualität von Patienten mit Diabetes durch eine umfassende und integrative diabetologische Versorgung zu verbessern."

Mission: „Es ist unser tägliches Bestreben, Menschen mit Diabetes bestmöglich zu unterstützen. Mit maßgeschneiderten Therapien, die auf den neuesten wissenschaftlichen Erkenntnissen basieren, und modernen Technologien wie Blutzuckermessgeräten und Insulinpumpen helfen wir unseren Patienten, ihre Krankheit besser in den Griff zu bekommen. Wir bieten zudem Schulungen an, damit alle unsere Patienten gut informiert sind und aktiv an ihrer Gesundheit mitwirken können. Durch die enge Zusammenarbeit verschiedener Spezialisten in unserer Praxis wollen wir unseren Patienten ein gesundes und unabhängiges Leben ermöglichen."

Dermatologische Praxis
Vision: „Unser Ziel ist es, eine der führenden dermatologischen Praxen in der Stadt zu sein, die den Patienten die beste medizinische Versorgung und Behandlung bietet."

Mission: „Unsere Mission ist es, unseren Patienten durch umfassende Diagnostik und individuelle Behandlungspläne eine gesunde Haut zu ermöglichen. Wir verpflichten uns zu höchsten Qualitätsstandards und einer patientenorientierten Praxis, die auf Vertrauen und Respekt basiert."◄

Vision und Mission Ihrer Praxis sind das Fundament, auf dem Ihre Website aufbaut. Sobald Sie klar definiert haben, wofür Ihre Praxis steht und wohin sie sich entwickeln soll, können Sie daraus konkrete Ziele ableiten, die Sie mit Ihrer Website erreichen möchten.

2.1.3 Welche strategischen und operativen Ziele verfolgen Sie?

Die Unterteilung der Ziele in strategisch und operativ hilft Ihnen dabei, einen klaren Fokus und einen Fahrplan für die Zielerreichung zu schaffen. Die strategischen Ziele dienen als Orientierung für die langfristige Ausrichtung Ihrer Praxis und spiegeln die Vision und die Mission Ihrer Praxis wider, nachhaltiges Wachstum zu erreichen und sich im Markt zu differenzieren. Die operativen Ziele sind kurzfristige, umsetzbare Maßnahmen zur Steigerung der Effizienz und der täglichen Leistung, die sich durch konkrete und messbare Ergebnisse auszeichnen. Sie sorgen für die nötige Dynamik und Anpassungsfähigkeit, um rasch auf Veränderungen reagieren zu können und die strategische Ausrichtung der Praxis zu unterstützen.

Aus der Praxis

Strategische Ziele sind:

- eine bestimmte Anzahl neuer Patienten gewinnen
- einen höheren Anteil an Privatpatienten erreichen
- ein Alleinstellungsmerkmal präsentieren
- eine bestimmte Positionierung der Praxis erreichen
- einen positiven Eindruck der Marke „Praxis" vermitteln

Operative Ziele sind:

- einen Yogakurs gegen Rückenschmerzen etablieren
- mehr IGeL-Leistungen pro Zeiteinheit verkaufen
- Patienten und Zuweiser über Ihr Leistungsangebot informieren
- den Praxisbetrieb entlasten◄

Um Ziele zu definieren, können Sie auch das SMART-Prinzip anwenden. SMART steht für Specific, Measurable, Achievable, Reasonable und Time-bound und ist damit ein Leitfaden, um eindeutige, mess- und überprüfbare Ziele zu formulieren.

Aus der Praxis

Ein SMART formuliertes Ziel für einen Praxisinhaber, der seine Website um ein Online-Terminbuchungssystem erweitern möchte, lautet:

- S (spezifisch): „Unsere Website wird über eine einfache Buchungsfunktion verfügen, die es den Patientinnen und Patienten ermöglicht, unkompliziert Termine zu buchen."
- M (messbar): „Die Online-Terminbuchungen sollen im nächsten Quartal um 20 % steigen."
- A (erreichbar): „Wir setzen gezielte Online-Marketingmaßnahmen ein, um das Angebot bekannt zu machen."
- R (relevant): „Durch die Vereinfachung des Buchungsprozesses können wir mehr Patienten erreichen und effizienter arbeiten."
- T (zeitlich begrenzt): „Das Ziel soll im nächsten Quartal erreicht werden."

Ein SMART formuliertes Ziel für eine Physiotherapiepraxis, die einen Yogakurs gegen Rückenschmerzen etablieren möchte, lautet:

- S: „Unsere Physiotherapiepraxis wird auf der Website einen neuen Themenbereich für einen Yogakurs gegen Rückenschmerzen einrichten. Unser Ziel ist es, umfassende und ansprechende Inhalte anzubieten, die das Interesse unserer Zielgruppe wecken und zur Anmeldung anregen."
- M: „Der Erfolg der Website-Integration wird anhand der Online-Anmeldungen für den Yogakurs, der Besucherzahlen der Kursseite und des Online-Feedbacks gemessen. Unser Ziel ist es, innerhalb von sechs Monaten mindestens 30 regelmäßige Teilnehmer über die Website zu gewinnen und eine Zufriedenheitsrate von mindestens 90 % auf der Kursseite zu erreichen."
- A: „Mit unserer bestehenden Online-Präsenz und unserem Kundenstamm ist es realistisch, einen speziellen Bereich auf der Website einzurichten, der die Anmeldung erleichtert und umfassende Informationen zum Yogakurs gegen Rückenschmerzen bietet."
- R: „Die Erweiterung der Website ist sowohl für unsere Praxis relevant, um unsere Marktposition zu verbessern, als auch für unsere bestehenden und

neuen Patienten, die nach effektiven Online-Ressourcen zur Behandlung von Rückenschmerzen suchen."

- T: „Der neue Themenbereich wird innerhalb der nächsten sechs Monate entwickelt und auf der Website ergänzt. Nach einem Jahr wird eine Zwischenevaluierung durchgeführt, um Inhalte und Strategien für eine kontinuierliche Optimierung anzupassen."◄

2.2   Definieren Sie Ihre Zielgruppe

Planen und gestalten Sie Ihren Online-Auftritt so, dass er Ihren Besuchern dient. Nehmen Sie bewusst deren Sichtweise ein. Dieser Perspektivwechsel hilft Ihnen, die Ziele, Bedürfnisse und Erwartungen Ihrer Kunden zu verstehen und zu priorisieren, statt sich nur auf Ihre Geschäftsprozesse zu konzentrieren. Aktives Zuhören und das Sammeln von Nutzerfeedback sind die Schlüsselkomponenten, um jene Bedürfnisse und Wünsche zu verstehen, die von Ihrem aktuellen Angebot möglicherweise noch nicht erfüllt werden. Erweitern Sie Ihre Online-Präsenz mit maßgeschneiderten Inhalten und Diensten, um diese Lücken zu schließen und neue Nutzergruppen anzusprechen. Indem Sie die User Ihrer Website in den Mittelpunkt all Ihrer Überlegungen stellen, gewährleisten Sie, dass diejenigen Informationen, die diese benötigen, verfügbar, hervorgehoben und klar auf ihre Ziele zugeschnitten sind. Betrachten Sie den Nutzer immer in seinem Kontext und denken Sie an ihn als potenziellen oder tatsächlichen Patienten, Kunden oder Klienten.

2.2.1   Demografie, Bedarfs- und Motivgruppen: Merkmale Ihrer Zielgruppen

Um einen passgenauen Online-Auftritt zu erstellen, müssen Sie Ihre Zielgruppe identifizieren und verstehen. Lernen Sie ihre Demografie kennen, untersuchen Sie ihre Bedürfnisse und antizipieren Sie ihr Online-Verhalten – dann können Sie sicherstellen, dass Ihre Website sowohl attraktiv als auch relevant ist. Zur Analyse der Zielgruppen können Sie demografische Merkmale heranziehen. Das sind zum Beispiel:

- soziodemografische Merkmale (Alter, Geschlecht, Versichertenstatus, sozioökonomischer Status, Bildungsstand, Beruf, Nationalität)

- psychografische Merkmale (Computer- und Interneterfahrung, Surfgewohnheiten, Sicherheitsempfinden, Preisorientierung, Wertvorstellungen, Konsumverhalten)
- technische Merkmale (Computerausstattung, Ausgabegeräte, Browser, Bildschirmgrößen, Verbindungsgeschwindigkeiten, Plug-ins)
- geografische Merkmale (Wohnort, Arbeitsplatz, Sprache)

Ein guter Ansatzpunkt für diese Überlegungen ist Ihre Patientenkartei. In ihr sind Angaben zu Geschlecht, Wohnort, Alter, oft auch Beruf und Arbeitsort sowie der Versichertenstatus als Basisinformationen hinterlegt. Überlegen Sie, für welche Leistungen Ihre Patienten sich interessieren oder ob auch Familienangehörige zu Ihrem Patientenstamm gehören.

Demografische Merkmale umfassen in der Regel relativ große Gruppen und sind wenig spezifisch. Daher ist es sinnvoll, bei der Zielgruppenanalyse über sie hinauszugehen und Bedarfs- und Motivationsgruppen zu identifizieren. Das ermöglicht Ihnen ein besseres Verständnis der Bedürfnisse, Probleme, Ängste, Erwartungen und Motivationen Ihrer Zielgruppe. Worin bestehen die spezifischen Gesundheitsbedürfnisse Ihrer Zielgruppe? Diese können von der Behandlung chronischer Krankheiten über präventive Gesundheitsmaßnahmen bis zur Verbesserung der allgemeinen körperlichen Verfassung reichen.

Ein weiterer wichtiger Besuchertyp Ihrer Website sind die Suchenden. Diese Personen haben in einer Suchmaschine – in der Regel bei Google – eine Suche gestartet, sind also auf der Suche. Ihre Aufgabe ist es, die verschiedenen Suchintentionen zu erkennen und Inhalte anzubieten, die genau auf die Bedürfnisse dieser Besucher zugeschnitten sind. Durch die Bereitstellung relevanter Informationen können Sie die Aufmerksamkeit potenzieller Patienten auf sich ziehen und sicherstellen, dass diese Ihre Praxis in Betracht ziehen, anstatt zur Mitbewerberpraxis zu gehen.

2.2.2 Vergessen Sie weitere Usergruppen nicht

Darüber hinaus ist es wichtig, weitere Besuchergruppen zu berücksichtigen, die Ihre Website aus bestimmten Anlässen besuchen. Das können beispielsweise sein:

- Mitarbeitende in überweisenden Praxen, wenn Sie eine Überweiser- oder Physiotherapiepraxis sind
- medizinische Fachkräfte, die auf der Suche nach einem neuen Arbeitsplatz sind

- Angehörige von Patienten, die für sie relevante Informationen suchen
- junge Menschen auf der Suche nach Ausbildungs- und Praktikumsplätzen
- an bestimmten Dienstleistungen und Behandlungsmöglichkeiten Interessierte
- Forschende, Studierende und Kollegen auf der Suche nach Publikationen, Forschungsprojekten oder Weiterbildungsmöglichkeiten
- Angehörige von Kammern, Berufsverbänden, Behörden
- Rechtsanwälte …

▶   **Praxistipp** Der ideale Nutzer ist derjenige, der mit Ihrer Praxis in Kontakt tritt und zum Patienten, Kunden oder Klienten wird.

2.2.3   Erstellen Sie Personas

Um sich ein genaues Bild von Ihrer Zielgruppe zu machen, eignen sich Personas. Das sind fiktive Charaktere, die jeweils ein Segment der Zielgruppe repräsentieren. Die Personas-Methode wurde Anfang der 1980er-Jahre vom Softwareentwickler Alan Cooper begründet. Sie sollte ihm helfen, sich in die Denkweise der Menschen hineinzuversetzen, die später seine Software benutzen sollten. Es geht darum, ein möglichst realistisches Profil einiger weniger, aber aussagefähiger Repräsentanten Ihrer Zielgruppe zu schaffen. Überlegen Sie sich folgende Punkte:

- Name: Verwenden Sie einen realistischen Namen. Verwenden Sie keine Namen von Kollegen.
- Beschreibung: Was zeichnet diese Persona aus? Beschreiben Sie das wichtigste Unterscheidungsmerkmal.
- Beschreibendes Zitat: Fassen Sie das Wesentliche zu dieser Persona in ein oder zwei Punkten zusammen. Verwenden Sie Worte, die aus dem Mund der Persona selbst kommen könnten.
- Um wen handelt es sich? Skizzieren Sie das persönliche Profil, Alter, Wohnort, Berufsbezeichnung etc. Um was für einen Menschen handelt es sich?
- Welche Ziele verfolgt diese Person? Was ist ihr oberster Motivator? Was sind (latente) Bedürfnisse und Wünsche?
- Welche Einstellung hat dieser Mensch? Welche Sichtweisen vertritt er? Welche Erwartungen hat er? Wie nimmt er die Dienstleistung, das Unternehmen oder die Marke wahr? Was motiviert ihn, Ihre Website zu besuchen, die Praxis zu betreten oder die Dienstleistung zu nutzen?

- Welches Verhalten zeigt die Person? Was tut sie? Berichten Sie, wie sie das Produkt nutzt, die Dienstleistung fordert, auf der Website navigiert. Welche Kanäle nutzt sie für verschiedene Bedürfnisse (Internet, Besuch vergleichbarer Websites, Handy, soziale Medien)? Was funktioniert für sie gut? Was frustriert sie? Was hält sie davon ab, eine Funktion, eine Dienstleistung oder ein Produkt zu wählen?

Mit dem Persona-Core-Poster von Christof Zürn, einem Experten für Markenführung, Kommunikation und Design, können Sie Personas selbst erstellen. Das Besondere an seinem Persona-Poster (s. Abb. 2.1), das bereits über 100.000-mal heruntergeladen wurde, ist, dass es einen innovativen und nutzerzentrierten Ansatz zur Visualisierung und Entwicklung von Personas bietet.

Aus der Praxis

Name: Anna Schneider

Beschreibung: Frau Schneider arbeitet seit einigen Jahren von zu Hause aus. Sie schätzt die Flexibilität und Bequemlichkeit, die ihr die Tätigkeit im Homeoffice bietet. Seit ein paar Monaten bemerkt sie jedoch, dass ihre Rückenschmerzen stärker werden. Zuerst ignoriert sie die Schmerzen und hofft, dass sie von selbst wieder verschwinden. Aber als die Beschwerden immer schlimmer werden und sich auf ihren Alltag auswirken, weiß sie, dass sie etwas unternehmen muss.

Beschreibendes Zitat: „Ich schätze die Flexibilität der Arbeit im Homeoffice, aber die zunehmenden Rückenschmerzen machen mir Sorgen. Ich suche nach ganzheitlichen Ansätzen, um meine Schmerzen zu lindern, und überlege, Yoga in meine Gesundheitsroutine zu integrieren."

Um wen handelt es sich? Frau Schneider ist 38 Jahre alt, lebt in einem Vorort in der Nähe einer Großstadt und arbeitet als freiberufliche Grafikdesignerin von zu Hause aus. Sie ist eine unabhängige und organisierte Frau, die sich um ihre Familie kümmert. In ihrer Freizeit geht sie gern spazieren und ist in sozialen Netzwerken aktiv. Sie ist neugierig und offen für alternative Gesundheitskonzepte.

Welche Ziele verfolgt diese Person? Ihr Hauptziel ist es, ihre Rückenschmerzen zu lindern und ihre Gesundheit zu verbessern. Neben Yoga zieht sie auch andere ganzheitliche Ansätze zur Schmerzlinderung in Betracht. Sie strebt einen ausgewogenen Lebensstil an und möchte ihre körperliche und geistige Gesundheit fördern.

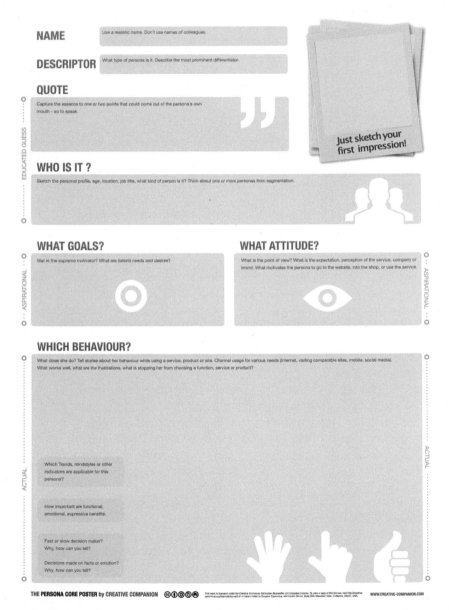

Abb. 2.1 Persona Core Poster. (Quelle: Christof Zürn, Creative Companion. persona-workshop.com/download/persona-core-poster_creative-companion1.pdf.   Zugegriffen: 19.09.2023)

Welche Einstellung hat dieser Mensch? Frau Schneider erwartet von Anbietern von Yogakursen und alternativen Gesundheitslösungen qualitativ hochwertige Dienstleistungen und fundierte Informationen. Sie sucht nach einem ganzheitlichen Ansatz zur Schmerzlinderung und Gesundheitsförderung. Sie ist motiviert, Websites zu besuchen und Dienstleistungen in Anspruch zu nehmen, die ihr helfen, Schmerzen zu lindern und ihr allgemeines Wohlbefinden zu verbessern.

Welches Verhalten zeigt die Person? Frau Schneider sucht online nach Yogakursen, alternativen Gesundheitslösungen und Informationen zur Schmerzlinderung. Sie liest Kundenbewertungen und Erfahrungsberichte, bevor sie eine Entscheidung trifft. Außerdem nutzt sie soziale Medien, um sich mit Gleichgesinnten auszutauschen und Empfehlungen einzuholen, insbesondere zu Yoga und alternativen Gesundheitspraktiken. Frustrierend findet sie unübersichtliche Websites und Dienste ohne eindeutiges Nutzenversprechen. Angezogen wird sie von klaren Informationen, nutzerfreundlichen Buchungsmöglichkeiten und einem ganzheitlichen Ansatz zur Schmerzlinderung, der Yoga und alternative Gesundheitslösungen kombiniert.◄

Die Erstellung von Personas ermöglicht Ihnen, maßgeschneiderte Lösungen für die jeweiligen Bedürfnisse und Ziele Ihrer Zielgruppe zu entwickeln. Und je besser Sie Ihre Nutzer verstehen, desto wahrscheinlicher ist es, dass Sie eine erfolgreiche Website für sie entwickeln. Das Erarbeiten von Personas hilft Ihnen dabei, Inhalte zu erstellen, die auf die Bedürfnisse der Nutzer zugeschnitten sind (siehe Abschn. 3.1). Belassen Sie es aber nicht bei einer Persona. Wenn Sie Frau Schneider zwei weitere Repräsentanten mit Rückenschmerzen hinzufügen, erkennen Sie, wie vielfältig diese Zielgruppe sein kann und wie wichtig es ist, die jeweiligen Unterschiede zu berücksichtigen.

2.2.4   Entwickeln Sie Szenarien, User Stories und Nutzerreisen

Szenarien, User Stories und Nutzerreisen sind verschiedene Werkzeuge und Methoden, um die Interaktionen eines Benutzers mit einer Website zu verstehen und darzustellen. Sie helfen Ihnen dabei, sich in die Lage der Besucher zu versetzen. Dabei erzählen Sie den Entwicklungsprozess der Entscheidungsfindung als Geschichte.

- Szenarien sind erzählerische Beschreibungen, wie ein Nutzer eine bestimmte Aufgabe auf der Praxis-Website ausführt oder ein bestimmtes Ziel erreicht. Sie liefern den Kontext, das heißt die umgebenden Bedingungen und Situationen, die für das Verständnis der Bedürfnisse und des Verhaltens der Nutzer bei der Interaktion mit der Website wesentlich sind.

- User Stories (oder auch Nutzergeschichten) sind kurze, klare Beschreibungen einer Funktion oder eines Merkmals aus Sicht des Nutzers, die sich auf die Bedürfnisse und den Mehrwert beziehen, die eine Website bieten soll.

- Eine Nutzerreise (oder auch User Journey) ist die Betrachtung aller Erfahrungen und Interaktionen eines Kunden mit einer Website. Die Darstellung einer Nutzerreise dient dazu, den Prozess aus Sicht der Zielgruppe zu verstehen und so Möglichkeiten zur Verbesserung der Erfahrungen und Interaktionen zu identifizieren. Ergänzend dazu erfasst eine Kundenreise (Customer Journey) die gesamte Bandbreite der Interaktionen des Kunden mit einem Unternehmen über alle Kanäle hinweg, um ein Bild der Kundenerfahrung zu erhalten, das über die digitale Interaktion hinausgeht und Aspekte wie persönlichen Service und Kundenpflege einschließt.

Aus der Praxis

Szenario: Frau Schneider arbeitet von zu Hause aus. In letzter Zeit leidet sie zunehmend unter Rückenschmerzen und sucht nach einer effektiven, aber zeitlich flexiblen Lösung. Sie stößt auf die Website einer Physiotherapiepraxis, die Yogakurse speziell gegen Rückenschmerzen anbietet.

Nutzergeschichten:

- Frau Schneider möchte auf einen Blick die verschiedenen Yogaangebote und deren Preise sehen, um das für sie passende Angebot auszuwählen.
- Frau Schneider möchte Erfahrungsberichte von anderen Nutzern lesen, um die Wirksamkeit des Angebots einschätzen zu können.
- Frau Schneider möchte wissen, ob es flexible Zeiten für die Kurse gibt, da sie berufstätig ist und ihre Zeit effizient nutzen möchte.

Kundenreise (s. Abb. 2.2):

- Bedürfnisse erkennen: Frau Schneider leidet unter wiederkehrenden Rückenschmerzen und sucht nach einer langfristigen Lösung.

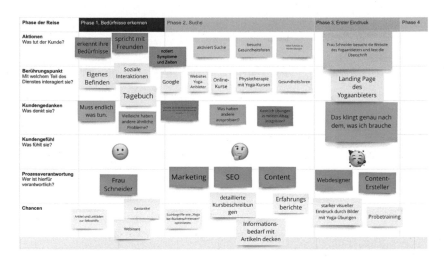

Abb. 2.2 Entwurf der ersten Phasen der Kundenreise von Frau Schneider in Miro. Miro (miro.com/de) ist ein Online-Tool, das als digitales Whiteboard dient. Auf ihm können Sie Ihre Ideen visualisieren, Projekte planen und persönliche Aufgaben organisieren. (Quelle: eigene Darstellung in Miro. https://miro.com/de. Zugegriffen: 15.02.2024)

- Suche: Sie googelt „Yoga bei Rückenschmerzen" und findet die Website des Yogaanbieters.
- Erster Eindruck: Die Überschrift „Ruhe und Kraft finden: Yoga gegen Rückenschmerzen" spricht sie sofort an.
- Informationssuche: Sie klickt auf „Kursangebote", „Preise" und „Kunden-bewertungen", um sich ein umfassendes Bild zu machen.
- Aktion: Zufrieden mit den Informationen und den flexiblen Kurszeiten entscheidet sie sich für ein Probetraining.
- Langfristige Planung: Nach dem erfolgreichen Probetraining überlegt Frau Schneider, sich für einen kompletten Kurs anzumelden.
- Nachkauferfahrung: Frau Schneider nimmt an den Yogakursen teil und erlebt den Kundenservice, die Qualität des Unterrichts und die Atmosphäre in der Praxis.
- Kundenbindung: Die Praxis schickt Frau Schneider regelmäßig Newsletter mit Gesundheitstipps und Veranstaltungshinweisen, die das Kundenerlebnis auch außerhalb der Praxis bereichern.

- Feedback: Frau Schneider wird um Feedback gebeten, sodass sie ihre Erfahrungen mit dem Kurs und der Praxis mitteilen und zur Verbesserung des Angebots beitragen kann.
- Weiterempfehlung: Frau Schneider ist mit ihrer Erfahrung zufrieden und empfiehlt die Praxis an Freunde und Bekannte weiter, was zur Neukundengewinnung für die Praxis beiträgt.◄

2.3   Lernen Sie Ihre Mitbewerber kennen

Bei der Konzeption Ihrer Praxis-Website dürfen Sie nie vergessen, dass Sie nicht allein auf dem Markt sind. Ein Blick auf die Mitbewerber ist unerlässlich.

Stellen Sie sich vor, Sie betreiben eine Physiotherapiepraxis in München Schwabing. Wenn ein potenzieller Patient bei einer Internetsuche „Physiotherapie München Schwabing" eingibt, möchten Sie vermutlich, dass Ihre Praxis ganz oben in den Suchergebnissen auftaucht. Allerdings gibt es in München Schwabing viele andere Praxen, mit denen Sie um Platz eins bei Google kämpfen. Wie wollen Sie die schlagen? Um diese Frage zu beantworten, unternehmen Sie eine Mitbewerberanalyse. Dabei untersuchen Sie die Stärken und Schwächen der Webauftritte der anderen Praxen. Das Wort „Mitbewerber" hat einen eher kooperativen Charakter. Es erkennt an, dass es einen Markt und ein gewisses Maß an Wettbewerb und Konkurrenz gibt. Aber es verdeutlicht auch, dass die Hauptaufgabe aller Beteiligten darin besteht, die Patienten zu versorgen. Dennoch geht es bei der Mitbewerberanalyse darum, zu verstehen, wobei die Konkurrenz in Sachen Online-Präsenz klug vorgeht, wo sie Fehler macht und wie Sie Ihre eigene Leistung im Vergleich dazu verbessern können.

2.3.1   Wer sind Ihre Mitbewerber?

Starten Sie, indem Sie eine Liste von Praxen erstellen, die Ähnlichkeiten mit Ihrer Praxis aufweisen. Das können Mitbewerber aus dem gleichen Fachgebiet sein oder solche, die Dienstleistungen anbieten, die mit den Ihren übereinstimmen. Betrachten Sie dabei nicht nur Ihre Nachbarn, sondern berücksichtigen Sie auch überregionale Mitbewerber. Auch Praxen, die vielleicht nicht direkt um die Ecke liegen, sprechen möglicherweise das gleiche Patientenklientel an. Werfen Sie zudem einen Blick über den sprichwörtlichen Tellerrand hinaus und beziehen Sie nicht nur die unmittelbare Konkurrenz in Ihre Analyse ein. Überlegen Sie vielmehr, wer mit vergleichbaren Angeboten am Markt vertreten sein könnte.

▶ **Praxistipp** Mögliche Mitbewerber einer Physiotherapiepraxis, die Yogakurse anbieten möchte, können sein:

- andere Physiotherapiepraxen, die bereits Yogakurse veranstalten
- Fitnessstudios und Sportvereine
- Yogastudios
- Online-Plattformen/Apps
- private Yogalehrer
- andere Gesundheitsdienstleister wie Chiropraktiker oder Osteopathen
- Krankenhäuser und medizinische Einrichtungen
- Wellness-Zentren

2.3.2 Was können Sie von Ihren Mitbewerbern lernen?

Schauen Sie sich anschließend die Websites Ihrer Mitbewerber an. Was machen diese gut? Haben sie ein ansprechendes Design, hochwertige Inhalte oder besonders gute Patientenbewertungen? Fragen Sie sich dann, was Ihre Konkurrenz Ihrer Meinung nach besser machen könnte. Vielleicht laden ihre Websites langsam, sind nicht für mobile Geräte optimiert oder enthalten veraltete Informationen.

Bewerten Sie anschließend, wie Ihre Mitbewerber ihre Suchmaschinenoptimierung (siehe Kap. 8) gestalten. Welche Schlüsselwörter verwenden sie? Welche Art von Inhalten erstellen sie? Wie sieht ihre Backlink-Struktur aus? Um das herauszufinden, können Sie SEO-Tools nutzen. Darüber hinaus geben Bewertungsportale und Social-Media-Aktivitäten einen Einblick in die Patientenkommunikation und das öffentliche Image der anderen Praxis.

All diese Faktoren helfen Ihnen, ein klares Bild davon zu bekommen, was in Ihrer Branche passiert und wie Sie Ihre eigene Position stärken können.

2.3.3 Arbeiten Sie Ihr Alleinstellungsmerkmal heraus

Mithilfe der Analyse Ihrer Mitbewerber können Sie Merkmale finden, mit denen Sie sich von Ihren Mitbewerbern abheben können. Wodurch unterscheiden Sie sich von anderen Marktteilnehmern? Welchen einzigartigen Vorteil bieten Sie Ihren Patienten oder Kunden? Über solche Fragen identifizieren Sie Ihr Alleinstellungsmerkmal, auch USP (Unique Selling Proposition) genannt.

Der USP ist die Eigenschaft oder Fähigkeit, die einen Anbieter von Produkten oder Dienstleistungen von seinen Mitbewerbern unterscheidet, ihn also am Markt einzigartig macht. Im medizinischen und therapeutischen Umfeld ist der USP besonders wichtig, da Patienten eine kompetente und spezialisierte Versorgung suchen und Vertrauen entwickeln müssen. Der erste Schritt auf der Entwicklung Ihres USP besteht darin, Ihre Identität und Ihre einzigartigen Merkmale herauszuarbeiten. Denken Sie dabei in viele Richtungen:

- Auf welchen medizinischen oder therapeutischen Bereich sind Sie spezialisiert?
- Was können Sie besonders gut?
- Warum kommen Patienten gerade in Ihre Praxis?
- Was bekommen Patienten nur bei Ihnen?
- Setzen Sie einzigartige Methoden und Techniken ein?
- Konzentrieren Sie sich auf eine bestimmte Zielgruppe?

Die Einzigartigkeit Ihrer Praxis kann über den rein medizinischen Aspekt hinausgehen. Ist Ihre Praxis besonders klein oder groß? Ist sie in einem besonderen Gebäude untergebracht? Bieten Sie kostenlose Parkplätze an oder einen rollstuhlgerechten Zugang? Arbeiten Sie darüber hinaus inklusiv und barrierefrei, etwa indem Sie Orientierungssysteme für sehbehinderte Menschen installiert haben? Ist es möglich, bei Ihnen kontaktlos zu bezahlen? Bieten Sie Termine außerhalb der üblichen Sprechzeiten, beispielsweise am Wochenende? Oder sind sogar schon telemedizinische Konsultationen bei Ihnen möglich?

Aus der Praxis

Eine Physiotherapiepraxis möchte einen Yogakurs anbieten. Der Inhaber überlegt, wie er sich von der Konkurrenz abheben und Interessenten davon überzeugen kann, dass Yoga in seiner Physiotherapiepraxis die beste Wahl ist:

- Medizinische Kompetenz: Als Physiotherapeut verfügt er über fundierte Kenntnisse der menschlichen Anatomie und Bewegungsmechanik. Dadurch kann er Yogaübungen individuell anpassen und auf spezielle gesundheitliche Bedürfnisse eingehen, was normale Yogastudios oder Fitnesscenter nicht bieten können.

- Therapeutischer Ansatz: Die Praxis kann Yoga als Teil eines Therapieplans anbieten. Durch die Kombination von Yoga mit anderen physiotherapeutischen Techniken kann ein ganzheitlicher Ansatz zur Gesundheitsförderung und Schmerzlinderung entwickelt werden.
- Individuelle Betreuung: Im Gegensatz zu großen Yogakursen in Fitnessstudios kann der Praxisinhaber kleine Gruppen oder Einzelunterricht anbieten. Dies ermöglicht eine persönliche Betreuung und stellt sicher, dass die Übungen richtig und sicher ausgeführt werden.
- Gezielte Programme: Mit seinem Fachwissen kann er spezielle Yogaprogramme für verschiedene Bedürfnisse entwickeln, wie zum Beispiel Rückenprobleme, Stressabbau oder Rehabilitation nach Verletzungen. Diese Spezialisierung kann sich von allgemeinen Yogakursen in herkömmlichen Studios unterscheiden.
- Vertrauensvolle Beziehung: Zwischen dem Physiotherapeuten und den Patienten besteht bereits eine vertrauensvolle therapeutische Beziehung. Dies kann den Einstieg in ein Yogaprogramm erleichtern, da die Patienten die Kompetenz und das Engagement des Anbieters für ihre Gesundheit bereits kennen.
- Ruhige und heilende Umgebung: Die Praxis ist bereits so gestaltet, dass sie eine ruhige und entspannte Atmosphäre bietet. Im Vergleich zu einem geschäftigen Fitnessstudio kann dies ein angenehmeres Umfeld für die Yogapraxis schaffen.
- Verständnis für chronische Krankheiten und Verletzungen: Durch die medizinische Ausbildung ist der Physiotherapeut besonders qualifiziert, Menschen mit chronischen Erkrankungen oder nach Verletzungen sicher und effektiv zu betreuen. Diese wichtige Zielgruppe fühlt sich in der Praxis besser aufgehoben als in herkömmlichen Yogastudios.◄

Bei der Gestaltung Ihrer Online-Präsenz ist es wichtig, ein Gleichgewicht zu finden: Auf der einen Seite wollen Sie klar kommunizieren, was Ihre Praxis einzigartig macht, auf der anderen Seite soll die Website in erster Linie die Bedürfnisse und Erwartungen Ihrer Patienten erfüllen. Ihr Alleinstellungsmerkmal ist also ein wichtiger Teil Ihrer Online-Präsenz, muss aber zur umfassenderen Patientenzentrierung passen. Zeigen Sie auf Ihrer Website, wie Ihr USP den Patienten konkret nützt. Betten Sie ihn in eine benutzerfreundliche Struktur ein, die die Informationen und Services bietet, die Patienten wirklich suchen und benötigen.

▶   Erlhofer S, Brenner D (2019) Website-Konzeption und Relaunch. Rhein-
    werk Verlag, Bonn

Literatur

Sinek S (2020) Frag immer erst: warum. Redline Verlag, München

Entwickeln Sie Ihre Themen und Inhalte

3

Nachdem Sie Ihr Warum geklärt, Ihre Ziele definiert, Ihre Zielgruppe untersucht, den Wettbewerb analysiert und Ihren USP herausgearbeitet haben, können Sie damit beginnen, die Themen und Inhalte Ihrer Website zu erarbeiten.

3.1 Was sucht der User?

Das Ziel Ihrer Website ist, aus einem interessierten Besucher jemanden zu machen, der eine Aktion ausführt, also konvertiert. Das erreichen Sie, indem Sie ihm genau jene Inhalte bieten, die er bei seiner Suchanfrage im Sinn hatte.

3.1.1 Welche Intention steckt hinter einer Internetsuche?

Hinter jeder Suche im Internet steht eine gewisse Absicht. Der User gibt bei Google und Co. einen Begriff, ein Wort oder eine Phrase ein, um etwas Bestimmtes zu erreichen.

Oft geht es um reine Informationsgewinnung. Stellen Sie sich vor, ein Mann sitzt an einem Sonntag mit einer dicken Wange an seinem Computer. Im Internet sucht er nach „Symptome nach Wurzelbehandlung" oder „dicke Wange ohne Schmerzen". Seine Intension ist, Wissen und Informationen zu erlangen. Vergleichbare Fragen lauten etwa „Was ist eine Grippe?", „Was verursacht Brustschmerzen?" und „Hilft Yoga bei Rückenschmerzen?" In anderen Fällen wollen User zu einer bestimmten Website navigieren. Der Mann mit der dicken Wange versucht, über eine Internetsuche die Telefonnummer und die Sprechzeiten seines Zahnarztes herauszufinden. Andere geben bei Google Begriffe ein wie

J. Naumann, *Die Praxis-Website*, https://doi.org/10.1007/978-3-658-44655-0_3

„Praxis Dr. Muster Kontakt" oder „Öffnungszeiten Physiotherapiepraxis ABC". Einige Suchanfragen sollen zu Transaktionen führen. Unser User hat festgestellt, dass sein Zahnarzt im Urlaub ist. Nun versucht er, online einen Termin beim Notdienst zu buchen. Außerdem möchte er im Internet Kühlakkus bestellen. Seine Suchanfragen lauten beispielsweise „Zahnarzt Notdienst" oder „Kühlakkus kaufen". Vergleichbare Suchanfragen sind „Online-Termin bei Dr. Muster buchen", „Video-Sprechstunde Psychotherapie ABC" oder „Rezept ausstellen Diabetologische Praxis XYZ".

Die Kunst besteht darin, zu erkennen, welche Intention jeweils hinter den Suchanfragen steht. Wenn es Ihnen gelingt, dieser Intention auf Ihrer Website gerecht zu werden und entsprechende Möglichkeiten bieten, verweilt der Nutzer länger auf Ihren Seiten. Sie können ihn durch die nächsten Schritte steuern und auf Ihr gewünschtes Ziel führen.

3.1.2 Die richtigen Inhalte für Ihre Besucher

Es ist unerlässlich, dass Sie die Bedürfnisse der Besucher Ihrer Website verstehen. Versetzen Sie sich in den User hinein, versuchen Sie, wie er zu denken und zu fühlen. Nur so können Sie eine Strategie entwickeln, um die richtigen Inhalte für Ihre Zielgruppe zu erstellen. Zu den Themen, die für Ihre Zielgruppe und Ihre Unternehmensziele relevant sind, schaffen Sie Kontaktpunkte, sogenannte Touchpoints. Ein Patient kommt auf Ihre Website, weil er einen Termin vereinbaren will? Dann platzieren Sie gut sichtbar einen Link zum Online-Terminvereinbarungstool oder zu Ihrer Telefonnummer. Der User will einen Gutschein für eine Massage erwerben? Sie zeigen ihm, wie und wo er ihn möglichst unkompliziert erhält. Und wenn sich ein Besucher für einen Yogakurs interessiert, zeigen Sie ihm die Vorteile von Yoga für Gesundheit und Wohlbefinden auf. Heben Sie die Qualifikationen Ihrer Yogalehrer hervor, geben Sie einen Überblick über den Kursablauf und machen Sie es dem Besucher leicht, sich für eine Probestunde anzumelden oder direkt einen Kurs zu buchen. Motivieren Sie den Besucher zur Aktion und machen Sie es ihm so einfach wie möglich, sie durchzuführen. Versichern Sie ihm, dass Sie die beste Lösung für seine Probleme bieten, nehmen Sie ihm seine Unsicherheit und bauen Sie Vertrauen auf. Auf diese Weise schaffen Sie glückliche Besucher, die Ihre Website wieder besuchen werden.

▶ **Praxistipp** Nehmen Sie bei der Planung der Themen und Inhalte, also des Contents, unbedingt die Perspektive Ihrer Besucher ein.

3.2 Stellen Sie sich vor

Verschiedene Studien und Umfragen zeigen, welche Inhalte Nutzer grundsätzlich von Praxis-Websites erwarten.

3.2.1 Geben Sie Basisinformationen zur Praxis

Laut Klaus-Dieter Thill vom Institut für betriebswirtschaftliche Analysen, Beratung und Strategie-Entwicklung (IFABS) äußerten Patienten einer Arztpraxis vor allem die folgenden Wünsche zu digitalen Angeboten (Thill 2019):

- die Möglichkeit von Online-Terminvereinbarungen
- Erinnerungen an wichtige Untersuchungen, Impfungen etc. per E-Mail oder SMS
- eine Option zur generellen digitalen Kommunikation mit den Praxen (Rezeptanforderungen, Bescheinigungen etc.)
- aktuelle Informationen (Urlaub, Praxisschließungen etc.) auf der Praxis-Website
- ärztliche Empfehlungen für Informationsseiten im Netz zu den persönlichen Krankheitsbildern

Aus der Praxis

Eine einfache Praxis-Website könnte folgende Basisinformationen enthalten:

- Name der Praxis, Adresse und Telefonnummer
- Sprechzeiten
- Auflistung der angebotenen Leistungen oder Therapieformen
- Vorstellung des Praxisinhabers und des Praxisteams
- Bilder der Praxis
- Wegbeschreibung oder Karte
- Online-Terminbuchung◄

Insbesondere der letzte Punkt wird immer wichtiger. Nach den neuesten Ergebnissen einer repräsentativen Befragung im Auftrag des Digitalverbands

Bitkom haben mittlerweile 36 % der Deutschen schon einmal eine Online-Terminvereinbarung genutzt, ein weiteres Drittel kann sich dies zukünftig vorstellen (Bitkom 2023a).

Ebenfalls von Thill stammt die „Checkliste zur Gestaltung von Praxis-Internetauftritten", aus der sich nützliche Informationen zur Praxisdarstellung ableiten lassen (Thill 2020). So wollen fast alle Nutzer (neun von zehn) einen klaren Einblick in die Praxisorganisation erhalten und interessieren sich für Innenansichten der Praxis. Weniger interessiert sind sie an den Kooperationspartnern der Praxis oder an Informationen zu Geschichte und Perspektiven.

3.2.2 Bieten Sie Informationen zu Erkrankungen und Therapien

Einen Online-Auftritt können Sie darüber hinaus gezielt dazu nutzen, das Image Ihrer Praxis aufzubauen. Immerhin 62 % der Internetnutzer informieren sich vor einem Arztbesuch im Internet über ihre Beschwerden (Bitkom 2023b). Daher ist Aufklärung besonders wichtig: über Erkrankungen, Untersuchungen und Therapieformen, über Risiken und Komplikationen, über einzunehmende Medikamente sowie das richtige Verhalten im Alltag (Thill 2014). Dabei geht es den Patienten um weit mehr als um den reinen Informationsgewinn. Sie wollen gesehen werden und sich aufgehoben fühlen. Sie sehnen sich nach Unterstützung und Verständnis.

Gehen Sie auf diese Bedürfnisse ein und teilen Sie Ihr Wissen! Das hilft Ihren Patienten, stärkt Ihre Kompetenz und schafft Vertrauen. Dafür müssen Sie keine medizinischen Abhandlungen formulieren. Einfache, leicht verständliche Texte über häufige Gesundheitsprobleme und Therapien, die Sie anbieten, reichen völlig aus. Veröffentlichen Sie informative Artikel über bestimmte Krankheiten oder geben Sie Tipps zur Gesundheitsvorsorge. Beschreiben Sie Ihre Behandlungsmethoden, geben Sie detaillierte Informationen über Ihre Praxis und das Team. Auch Fallstudien eignen sich dazu, Patienten zu gewinnen. Verwenden Sie verständliche Wörter, erklären Sie Fachbegriffe und veröffentlichen Sie selbsterklärende Grafiken (siehe Kap. 9). Solche Inhalte dienen dazu, das Verständnis zu vertiefen und das Vertrauen in Ihre Praxis zu stärken. Sie sind in der Regel zeitlos und müssen nicht laufend aktualisiert werden.

3.2.3   Welcher Content ist sonst noch möglich?

Sie wünschen sich Inspirationen zu den weiteren Inhalten, die Sie veröffentlichen können? Die Patientenuniversität an der Medizinischen Hochschule Hannover, deren Ziel es ist, die Gesundheitskompetenz der Menschen zu erhöhen, stellt eine Reihe von Checklisten für den Arztbesuch zur Verfügung (Patientenuniversität 2021). Diese Listen zeigen, welche Informationen für Patienten wichtig sind. Nutzen Sie sie, um die Bedürfnisse Ihrer Kunden zu antizipieren, interessante Themen zu identifizieren und entsprechenden Content zu produzieren:

- Nützliche Fragen zu einer Diagnose
- Nützliche Fragen vor Untersuchungen und bei individuellen Gesundheitsleistungen (IGeL)
- Nützliche Fragen zur Behandlung
- Haben Sie ein Medikament verordnet bekommen?
- Nützliche Fragen vor Operationen
- Suchen Sie nach einem Krankenhaus?
- Nützliche Fragen bei der Entlassung aus dem Krankenhaus
- Nützliche Fragen bei der Verordnung einer Heilmittelbehandlung oder Therapie
- Nützliche Fragen zu Unterstützungs- und Hilfsangeboten
- Nützliche Fragen bei einem schönheitschirurgischen Eingriff
- Am Ende eines Arztbesuches

> ▶   **Praxistipp** Ihre Recherchen und Überlegungen können in eine Teambesprechung münden, in der Inhalt und Umfang einer Website diskutiert werden.

3.3   Erweiterte Inhalte für Ihre Website

Erweiterte Inhalte auf Ihrer Praxis-Website können als vertiefende, oft statische Informationen betrachten werden, die Sie regelmäßig überprüfen sollten, um die Relevanz und Genauigkeit der Informationen zu gewährleisten und so den Nutzen für Ihre Patienten zu maximieren.

3.3.1   Blicken Sie über den Tellerrand

Denken Sie bei Ihren Überlegungen daran, dass „Content" weit mehr meint als nur Online-Texte. Auch Video- oder Audiodateien, Downloads etc. gehören dazu. Typisch sind die FAQ, also die „Frequently Asked Questions" oder „häufig gestellte Fragen" (s. Abb. 3.1). Überlegen Sie, mit welchen Fragen Sie und Ihr Team immer wieder konfrontiert werden und auf welche Sie standardisierte Antworten geben können, und listen Sie sie auf. Der Vorteil eines FAQ-Bereichs liegt darin, dass Sie immer wiederkehrenden Fragen proaktiv begegnen können. Dies bedeutet nicht nur eine Zeitersparnis für Ihre Mitarbeiter, die sonst immer wieder die gleichen Fragen beantworten müssten, sondern auch einen Mehrwert für Patienten bzw. Website-Besucher, die schnell und einfach die gesuchten Informationen finden.

Geben Sie Ihren Patienten Tipps, wie sie ihren Besuch bei Ihnen in der Praxis effizienter gestalten können. Welche Fragen sollten sie sich zur Vorbereitung stellen? Was sollten sie mitbringen? Was gilt es nach dem Besuch zu beachten?

Patientenbewertungen schaffen Vertrauen und zeigen, dass Sie Ihre Arbeit gut machen. Bitten Sie Ihre Patienten darum, ihre Erfahrungen zu teilen, und veröffentlichen Sie die Bewertungen auf Ihrer Website. Bleiben Sie dabei aber unbedingt authentisch und echt.

Für Formulare, Broschüren und Informationsblätter können Sie auf Ihrer Website einen Download-Bereich schaffen. Hier können sich Ihre Patienten das benötigte Material selbst herunterladen.

Möglich ist auch ein Bereich mit Videos. Darin können Sie das Team, bestimmte Behandlungen oder Ihre Praxis vorstellen. Videos fügen einer Website eine dynamische und interaktive Komponente hinzu. Sie sind besonders nützlich, um komplexe Informationen zu vermitteln oder emotionale Verbindungen herzustellen. Setzen Sie sie jedoch mit Bedacht ein. Videos benötigen lange Ladezeiten, die sich negativ auf das Nutzererlebnis auswirken können.

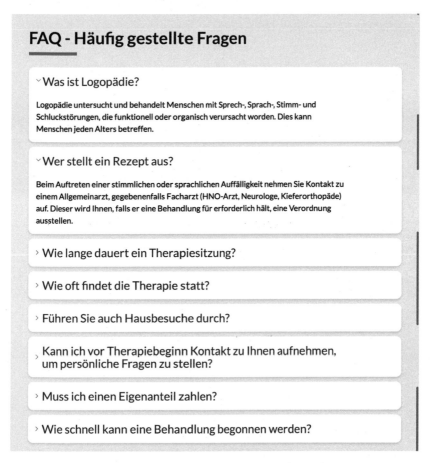

FAQ - Häufig gestellte Fragen

ˇ Was ist Logopädie?

Logopädie untersucht und behandelt Menschen mit Sprech-, Sprach-, Stimm- und
Schluckstörungen, die funktionell oder organisch verursacht worden. Dies kann
Menschen jeden Alters betreffen.

ˇ Wer stellt ein Rezept aus?

Beim Auftreten einer stimmlichen oder sprachlichen Auffälligkeit nehmen Sie Kontakt zu
einem Allgemeinarzt, gegebenenfalls Facharzt (HNO-Arzt, Neurologe, Kieferorthopäde)
auf. Dieser wird Ihnen, falls er eine Behandlung für erforderlich hält, eine Verordnung
ausstellen.

› Wie lange dauert ein Therapiesitzung?

› Wie oft findet die Therapie statt?

› Führen Sie auch Hausbesuche durch?

› Kann ich vor Therapiebeginn Kontakt zu Ihnen aufnehmen,
  um persönliche Fragen zu stellen?

› Muss ich einen Eigenanteil zahlen?

› Wie schnell kann eine Behandlung begonnen werden?

Abb. 3.1   Screenshot: FAQ einer logopädischen Praxis. (Quelle: eigene Darstellung)

3.3.2   Ihr Content beeinflusst die Technik

Welche Art Content auf Ihrer Website veröffentlicht werden soll, hat Einfluss auf
die technischen Entscheidungen, die Sie treffen müssen. Eine Website, die Sie
selbst regelmäßig mit aktuellen Inhalten bestücken wollen, benötigt möglicherweise einen anderen technischen Hintergrund als eine Website, auf der Sie nur
Basisinformationen veröffentlichen, die sich selten verändern. Gleiches gilt auch,

wenn Sie Kontaktformulare, Online-Terminbuchungssystemen und/oder Chatbots nutzen wollen.

Daneben ist Content aber auch für die Sichtbarkeit Ihrer Website im Netz wichtig. Er zeigt Suchmaschinen wie Google oder Bing, um welche Praxis es sich handelt, wo Ihre Schwerpunkte liegen, welche Angebote Sie haben etc. Gute Inhalte sind für die Suchmaschinenoptimierung entscheidend (siehe Kap. 8). Es lohnt sich also, bei den Inhalten über die reinen Basisinformationen hinauszugehen.

Verstehen Sie die Bedürfnisse und Absichten Ihrer Besucher:

- Welches spezifische Anliegen oder Problem führt die Besucher auf Ihre Website?
- Welche Lösungen oder Informationen erwarten sie?
- Welche Bedenken oder Zweifel könnten sie haben und wie können diese ausgeräumt werden?

Stellen Sie sicher, dass Ihr Content zielgerichtet ist:

- Beantwortet Ihr Content gezielt die Fragen Ihrer Besucher und bietet Lösungen an?
- Gehen Sie auf die Erwartungen, Hoffnungen, Sorgen und Ängste Ihrer Besucher ein?
- Untermauern Sie Ihre Inhalte mit glaubwürdigen Beweisen und bieten Sie klare Handlungsoptionen?

3.3.3   Nutzen Sie bestehenden Content

Wenn Sie für Ihre neue Website Inhalt verwenden wollen, der bereits besteht, beispielsweise in Ihrem bisherigen Online-Auftritt, sollten Sie diesen zunächst sichten und überprüfen. Führen Sie dafür ein Content Inventory und ein Content Audit durch.

Ein Content Inventory ist eher beschreibend. Ziel ist, alle vorhandenen Inhalte aufzulisten und zu katalogisieren. Sie erstellen also eine Liste der Seiten, Artikel, Videos, Bilder usw., die auf der Website zu finden sind. So erhalten Sie einen vollständigen Überblick über alles, was auf Ihrer Website schon veröffentlicht wurde.

Ein Content Audit dagegen ist analytisch. Er zielt darauf ab, die Qualität und Wirksamkeit der Inhalte zu bewerten und Empfehlungen für Verbesserungen zu geben. Schauen Sie sich jeden Artikel, jedes Video usw. an und überlegen Sie, ob der jeweilige Inhalt nützlich, aktuell und für die Besucher interessant ist. Überlegen Sie, was Sie verbessern können, was unverändert bleiben kann und welchen Content Sie besser löschen sollten.

Literatur

Bitkom (2023a) 36 Prozent vereinbaren ihre Arzttermine online. www.bitkom.org/Pre sse/Presseinformation/Health-36-Prozent-vereinbaren-Arzttermine-online. Zugegriffen: 19.11.2023

Bitkom (2023b) Viele Deutsche recherchieren ihre Krankheits-Symptome im Internet. www.bitkom.org/Presse/Presseinformation/Deutsche-recherchieren-Symptome-Internet. Zugegriffen: 19.11.2023

Patientenuniversität an der Medizinischen Hochschule Hannover (2021) Checklisten für Ihren Arztbesuch. www.patienten-universitaet.de/node/121. Zugegriffen: 13.12.2022

Thill K D (2014) Imagebildung in Arztpraxen „Hier geht noch was!". www.apollon-hochsc hulverlag.de/wp-content/uploads/2018/05/Marketinghilfen-und-Tabellen-Kapitel-5.pdf. Zugegriffen: 14.02.2021

Thill K D (2019) Digital unterstütztes Praxismanagement: Was Patienten von Haus- und Fachärzten erwarten. www.ifabsthill.com/2019/12/23/digital-unterstutzung-praxis management-facharzt. Zugegriffen: 14.02.2021

Thill K D (2020) Marketing in der Arztpraxis. Marketinghilfen und Tabellen zu Kapitel 5. www.apollon-hochschulverlag.de/wp-content/uploads/2018/05/Zu-Kapitel-5.pdf. Zuge griffen: 03.05.2021

Ordnen, kennzeichnen und verbinden Sie Ihre Inhalte

4

Wenn Sie wissen, welche Inhalte Sie veröffentlichen wollen, stellt sich als Nächstes die Frage, in welcher Form dies geschehen soll. Welche Information steht wo auf Ihrer Website? Nur Inhalte, die leicht auffindbar sind, sind nutzbar und tragen zur Erreichung Ihrer Ziele bei. Beschäftigen Sie sich also mit der Informationsarchitektur Ihrer Website. Klare Strukturen und Übersichten helfen Ihren Website-Besuchern, sich auf Ihren Seiten zu orientieren.

4.1 Worum es bei der Informationsarchitektur geht

Die Informationsarchitektur ist „die Art und Weise, wie wir die Teile einer Sache anordnen, um sie verständlich zu machen" (Covert 2023). Wir sind unbewusst mit der Informationsarchitektur vertraut, denn sie umgibt uns. Wir finden sie in den alphabetischen Querverweisen in einem Wörterbuch, in den Wegweisern auf einem Flughafen oder in den Links in einer Website-Navigation.

4.1.1 Wegweiser durch Ihre Website

Typische Fragen, die eine gute Informationsarchitektur beantwortet, sind:

- Worum geht es hier?
- Welchem Zweck dient diese Website?
- An welcher Stelle des Angebots befinde ich mich?
- Was habe ich von diesem Angebot?
- Wie komme ich von hier aus weiter?

© Der/die Autor(en), exklusiv lizenziert an Springer Fachmedien Wiesbaden GmbH, ein Teil von Springer Nature 2024
J. Naumann, *Die Praxis-Website*, https://doi.org/10.1007/978-3-658-44655-0_4

- Ist diese Website vertrauenswürdig?
- Wer steht dahinter und wie kann ich Kontakt aufnehmen?

Stellen Sie sich die Informationsarchitektur Ihrer Website wie eine gut organisierte Bibliothek vor. Eine Kombination aus digitalem Katalog und physischem
Leitsystem ermöglicht es jedem Bibliotheksbesucher, das gesuchte Medium zu
finden. Gäbe es beides nicht, wäre die einzige Möglichkeit, an die gewünschten Informationen zu gelangen, ein Zufallstreffer. Die meisten Besucher würden
aufgrund des hohen Frustrationspotenzials sehr schnell aufgeben. Verschiedene
Komponenten tragen daher dazu bei, sich in Bibliotheken zu orientieren.

4.1.2 Die Komponenten der Informationsarchitektur

Die Informationsarchitekten Lou Rosenfeld und Peter Morville haben vier
Hauptkomponenten der Informationsarchitektur identifiziert (Rosenfeld et al.
2015):

1. **Organisationssysteme** in der Informationsarchitektur teilen die Informationen
   in Gruppen, Kategorien oder Themen ein. In einer Bibliothek sind die Bücher
   in Kategorien oder Genres eingeteilt, zum Beispiel Romane, Sachbücher, Kin-
   derbücher etc. Dies hilft den Benutzern, vorherzusagen, wo sie bestimmte
   Informationen finden können. Ordnungsschemata werden verwendet, um den
   Inhalt des Produkts zu kategorisieren. Einige der gebräuchlichsten Schemata
   sind:
   - alphabetisch: Der Inhalt ist alphabetisch geordnet. Dies kann auch als
     Navigationshilfe für den Benutzer dienen (s. Abb. 4.1).
   - chronologisch: Die Inhalte sind nach dem Datum sortiert.
   - thematisch: Die Inhalte sind thematisch gruppiert (s. Abb. 4.2).
   - Benutzer-Schemata: Die Inhalte sind für verschiedene Benutzergruppen
     organisiert (s. Abb. 4.3).
2. **Kennzeichnungssysteme** sind wichtig, um dem Benutzer zu zeigen, was ihn
   jeweils erwartet. In Bibliotheken etwa geben Titel und Autorenname Aus-
   kunft über das betreffende Buch. In der Informationsarchitektur sind klare
   und verständliche Überschriften, Schlagwörter und Kategorien Beispiele für
   Kennzeichnungssysteme.
3. **Navigationssysteme** sind die Wegweiser. In einer Bibliothek weisen Schilder
   den Weg zu den verschiedenen Bereichen. In der Informationsarchitektur sind
   Navigationssysteme wie Menüs, Links, Buttons und Farbcodierungen dafür

Unsere Themen und Themengebiete

Suchen Sie ein bestimmtes Thema? Dann nutzen Sie bitte die A-Z-Liste, die Gliederung in Themengebiete oder unsere Suche.

Alle Themen von A bis Z

A   B   C   D   E   F   G   H   I   J   K   L   M   N   O   P   Q   R   S   T   U   V   W   X   Y   Z

Gesundheit und Krankheit

Allergische Erkrankungen	Atemwegserkrankungen	Augen, Nase, Ohren
Diabetes	Drüsen und Hormonstörungen	Fortpflanzung und Geburt
Frauengesundheit	Harnwegs- und Nierenerkrankungen	Hautkrankheiten
Herz-Kreislauf-Erkrankungen	Infektionen und Immunabwehr	Kindergesundheit
Krebs	Männergesundheit	Muskel- und Gelenkerkrankungen
Psyche, Gehirn und Nerven	Stoffwechselstörungen	Sucht
Verdauungsstörungen	Zähne und Zahnfleisch	

Gesundheitswesen und Versorgung

Frühbewertung von Arzneimitteln	Gesundheitsversorgung in Deutschland	Individuelle Gesundheitsleistungen (IGeL)
Pflege	Vorsorge und Früherkennung	Zweitmeinung vor Operationen

Abb. 4.1 Screenshot: alphabetische Ordnung von Themen und Themengebieten. (Quelle: gesundheitsinformationen.de. www.gesundheitsinformation.de/themengebiete. Zugegriffen: 06.03.2024)

verantwortlich, dass Benutzer sich auf der Website zurechtfinden und wissen, wo sie sich gerade befinden (s. Abb. 4.4).

4. **Suchsysteme** ermöglichen es, bestimmte Informationen zu finden. In einer Bibliothek lassen sich Bücher über den Katalog oder über eine Suchmaschine lokalisieren. In der Informationsarchitektur sind Suchsysteme die Werkzeuge, mit denen der Benutzer gezielt nach bestimmten Informationen suchen kann, indem er beispielsweise Schlüsselwörter eingibt.

Die Informationsarchitektur einer Website kann in Makro- und Mikrostruktur unterteilt werden. Beide Ebenen sind für die Benutzererfahrung relevant.

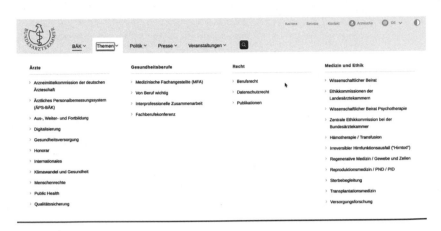

Abb. 4.2 Screenshot: Ordnung nach Themen in einer Subnavigation. (Quelle: Bundesärztekammer. www.bundesaerztekammer.de. Zugegriffen: 15.02.2024)

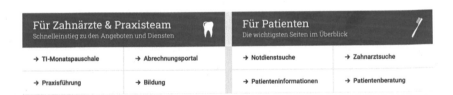

Abb. 4.3 Screenshot: Ordnung nach Benutzergruppen. (Quelle: Zahnärzte in Sachsen. www.zahnaerzte-in-sachsen.de/startseite. Zugegriffen: 05.03.2024)

→ Startseite   Leistungen   Über uns   Themen   Kontakt

Abb. 4.4 Navigationsleiste mit hervorgehobenem aktivem Link zur Kennzeichnung der aktuellen Seite. (Quelle: eigene Darstellung)

4.2   Die Makrostruktur Ihrer Website

Die Makrostruktur befasst sich mit der Gesamtorganisation der Website. Dies betrifft vor allem die Beziehungen zwischen den Hauptbereichen der Website. Die Makrostruktur sollte intuitiv und nachvollziehbar aufgebaut sein, damit die

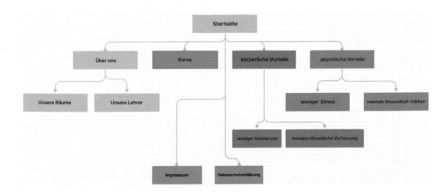

Abb. 4.5 Entwurf für die Website eines Yogastudios. (Quelle: eigene Darstellung)

Besucher der Website schnell und einfach die gesuchten Informationen finden (s. Abb. 4.5).

Ihre Aufgabe ist es, die vielfältigen Inhalte, die Sie gesammelt haben, in eine klare und schlüssige Ordnung zu bringen. Dies wird durch eine Technik erleichtert, die als „Card Sorting" bekannt ist. Dabei schreiben Sie die geplanten Inhalte Ihrer Website auf Karten. Dann bitten Sie eine Gruppe zukünftiger Benutzer, diese Karten so zu gruppieren, dass ähnliche Themen zusammengebracht werden. Das liefert Ihnen wertvolle Einblicke auf Ihre Inhalte aus der Nutzerperspektive. Mit dieser Methode können Sie Ihre Website so gestalten, dass sie den natürlichen Erwartungen Ihrer Besucher entspricht und dass Letztere die benötigten Informationen leicht finden. Das Ergebnis ist eine Benutzerführung, die intuitiv ist und den Zugang zu Informationen erleichtert.

Beispiele aus der Praxis
Eine Praxis-Website enthält in einer einfachen Makrostruktur folgende Hauptseiten: Startseite, Über uns, Dienstleistungen, Themen, Kontakt. Impressum und Datenschutzerklärung sind zwar keine Hauptseiten, aber dennoch wichtig.

Ein Pneumologe strukturiert die Informationen für seine Website in übersichtliche Bereiche und spezifische Unterseiten wie folgt:
Symptome und Beschwerden

- Atemnot
- Atembeschwerden
- Atemgeräusche

- Blaue Lippen
- Brustschmerzen
- Hautreaktionen
- Husten
- … [weitere Symptome]

Erkrankungen und Behandlungen

- Asthma (Ursachen, Diagnostik, Therapieoptionen)
- Bronchitis
- Chronisch obstruktive Lungenerkrankung
- Lungenembolie
- Lungenemphysem
- Lungenentzündung
- Lungenfibrose
- Lungenhochdruck
- Lungenkrebs (Symptome, Prävention, Behandlungsverfahren (Chirurgie, Chemotherapie, Strahlentherapie, Immuntherapie))
- … [weitere Erkrankungen]

Ort der Erkrankungen

- Atemwege
- Blutgefäße
- Lungenbläschen
- Lungen- und Rippenfell

Für Überweiser

- Spezialgebiete und Expertise
- Diagnostische Verfahren
- Therapieansätze
- Fallbeispiele

Patienteninformation

- Was erwartet mich beim ersten Besuch?
- Wie bereite ich mich auf Untersuchungen vor?
- Häufig gestellte Fragen

Je nachdem, wie Ihre Website aufgebaut ist und welche Inhalte Sie teilen wollen, sind in der Makrostruktur unterschiedliche Seitentypen enthalten. Die häufigsten finden Sie im Folgenden aufgeführt.

4.2.1 Der Empfangsbereich Ihrer Website: Die Startseite oder Homepage

Eine gelungene Homepage ist wie der Empfangsbereich Ihrer Praxis. Sie ist der erste Eindruck, den der Besucher von Ihrer Website bekommt, und entscheidend dafür, ob er bleibt oder geht. Deshalb ist es wichtig, dass Sie die Elemente Ihrer Homepage sorgfältig auswählen und so gestalten, dass sie dem Zweck und den Zielen Ihrer Website dient.

Laut dem amerikanischen Usability-Experten Steve Krug sollte eine Homepage möglichst schnell und klar diese fünf Fragen beantworten (Krug 2014):

- Worum geht es?
- Was kann ich machen?
- Was wird angeboten?
- Warum bin ich hier – und nicht woanders?
- Wo fange ich an?

Überfrachten Sie die Startseite nicht, sondern bieten Sie kleine Informationshäppchen an. So wecken Sie Interesse und animieren Sie den Besucher, sich weiter durch Ihr Angebot zu klicken. Der Schlüssel liegt in der Ausrichtung der Inhalte auf die Bedürfnisse Ihrer Patienten, wobei die Startseite als Tor zu detaillierteren Informationen auf den Unterseiten dient (s. Abb. 4.6).

▶ **Praxistipp** Die Gestaltung der Startseite hängt immer vom Zweck und den Zielen Ihrer Website ab.

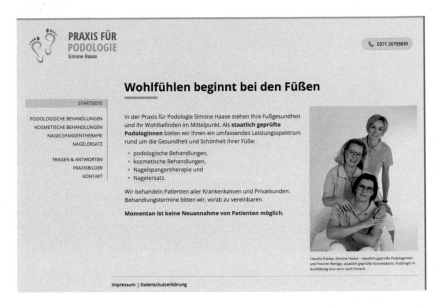

Abb. 4.6   Screenshot: Startseite einer podologischen Praxis. (Quelle: eigene Darstellung)

4.2.2   Informationen zusammengefasst: Übersichtsseiten

Übersichtsseiten werden gern verwendet, um Besucher über das Leistungsspektrum Ihrer Praxis zu informieren. Was können Patientinnen und Patienten bei Ihnen erwarten? Eine Informationsseite sollte klar strukturiert sein, um dem Nutzer einen schnellen Überblick zu ermöglichen (s. Abb. 4.7 und 4.8). Sie kann zum Beispiel die Beschreibung der angebotenen Dienstleistungen, Informationen über spezifische Gesundheitsprobleme, die Sie behandeln, und eine Erläuterung des einzigartigen Ansatzes und der Methodik Ihrer Praxis enthalten. Von der Übersichtsseite können Detailseiten verlinkt werden.

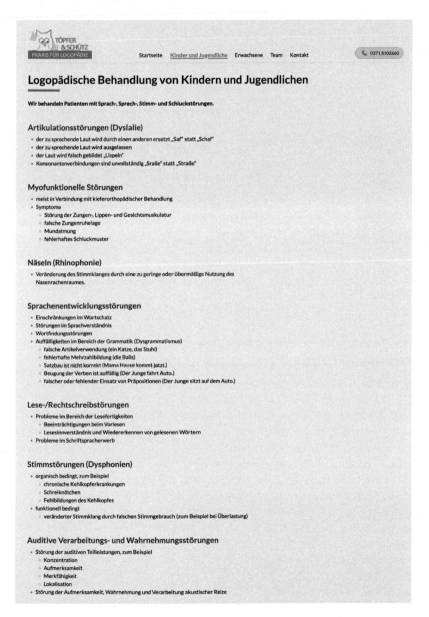

Abb. 4.7 Screenshot: Übersichtsseite einer logopädischen Praxis. (Quelle: eigene Darstellung)

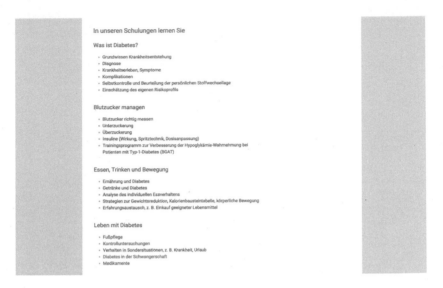

In unseren Schulungen lernen Sie

Was ist Diabetes?

- Grundwissen Krankheitsentstehung
- Diagnose
- Krankheitserleben, Symptome
- Komplikationen
- Selbstkontrolle und Beurteilung der persönlichen Stoffwechsellage
- Einschätzung des eigenen Risikoprofils

Blutzucker managen

- Blutzucker richtig messen
- Unterzuckerung
- Überzuckerung
- Insuline (Wirkung, Spritztechnik, Dosisanpassung)
- Trainingsprogramm zur Verbesserung der Hypoglykämie-Wahrnehmung bei Patienten mit Typ-1-Diabetes (BGAT)

Essen, Trinken und Bewegung

- Ernährung und Diabetes
- Getränke und Diabetes
- Analyse des individuellen Essverhaltens
- Strategien zur Gewichtsreduktion, Kalorienbausteintabelle, körperliche Bewegung
- Erfahrungsaustausch, z. B. Einkauf geeigneter Lebensmittel

Leben mit Diabetes

- Fußpflege
- Kontrolluntersuchungen
- Verhalten in Sondersituationen, z. B. Krankheit, Urlaub
- Diabetes in der Schwangerschaft
- Medikamente

Abb. 4.8   Screenshot: Übersichtsseite einer diabetologischen Praxis. (Quelle: eigene Darstellung)

4.2.3   Ausführliche Erklärungen: Detailseiten

Auf den Detailseiten gehen Sie auf die Einzelheiten der verschiedenen Leistungen ein (s. Abb. 4.9). Diese spezifischen Serviceseiten sollten Sie so gestalten, dass sie potenziellen Kunden einen umfassenden Einblick in eine bestimmte Dienstleistung geben und sie zur Kontaktaufnahme oder zur Terminbuchung anregen. Diesem Ziel kommen Sie näher, wenn die Seiten Elemente wie eine klare Überschrift, eine Auflistung der Probleme, die Ihr Service löst, eine genaue Beschreibung Ihres Angebots, der Nutzen für den Patienten, Informationen über Ihre Kompetenzen, Erfahrungsberichte, den Prozess, den der Kunde erwartet, häufig gestellte Fragen und eine klare Aufforderung zum Handeln (Call-to-Action) enthalten.

Detailseiten sind ein wesentlicher Bestandteil der Kundenkommunikation und helfen, die Leistungen Ihrer Praxis präzise darzustellen und das Interesse der Besucher zu lenken.

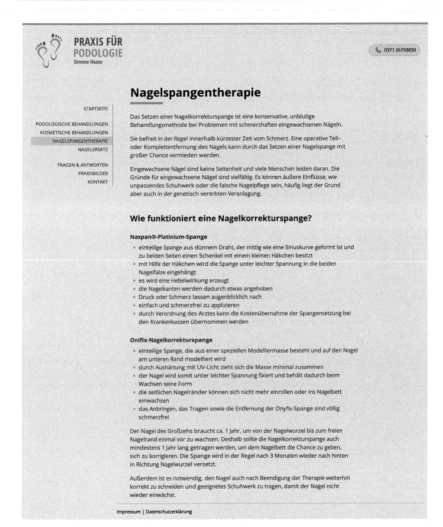

Abb. 4.9 Screenshot: Detailseite einer podologischen Praxis. (Quelle: eigene Darstellung)

4.2.4   Stellen Sie sich vor: „Über uns"- oder Teamseite

Das Ziel einer „Über uns"-Seite ist, Vertrauen aufzubauen. Der Nutzer soll besser verstehen, wofür Ihre Praxis steht und was sie auszeichnet. Typische Elemente auf einer Teamseite sind:

- kurze Vorstellung der Praxis mit Mission und/oder Vision bzw. Leitbild
- geschichtlicher Hintergrund der Praxis
- Vorstellung des Praxisteams mit Qualifikationen, Spezialisierungen und Behandlungsschwerpunkten
- Fotos des Teams (s. Abb. 4.10)
- Aufnahmen der Praxisräume
- Patientenbewertungen oder Erfahrungsberichte

▶ **Praxistipp** Wenn Sie eine fesselnde Geschichte über Ihren individuellen Weg oder die Entstehung Ihres Unternehmens haben, erzählen Sie sie hier. Das verleiht Ihnen eine persönliche Note.

4.2.5   Wie sind Sie zu erreichen: Kontaktseite

Wie sind Sie für die Besucher Ihrer Website erreichbar? Diese Informationen liefert die Kontaktseite. Dabei gibt es verschiedene Möglichkeiten:

1 Das Minimum ist Ihre Telefonnummer. Außerdem wird heutzutage eine E-Mail-Adresse erwartet, um mit Praxen unkompliziert in Kontakt treten zu können.
2 Listen Sie die Ansprechpartner der verschiedenen Abteilungen Ihrer Praxis mit Telefonnummer und E-Mail-Adresse auf.
3 Mit einem Kontaktformular können die Besucher Kontakt zu Ihnen aufnehmen, ohne E-Mail-Programme zu verwenden oder Telefonnummern wählen zu müssen. Auch können Sie den Kommunikationsprozess mit der Abfrage relevanter Informationen beschleunigen. Fragen Sie jedoch nur jene Daten ab, die unbedingt notwendig sind. Sonst kann das Ausfüllen schnell als kompliziert und zeitaufwendig empfunden werden. Außerdem gibt nicht jeder Besucher gern seine Daten im Internet preis. Bieten Sie daher immer noch eine weitere Kontaktmöglichkeit neben dem Formular an.

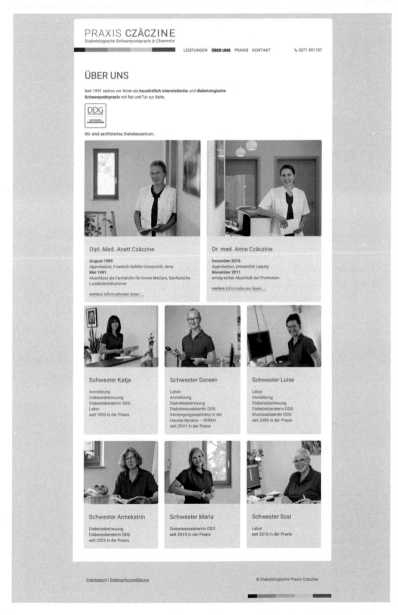

Abb. 4.10 Screenshot: Team-Vorstellung auf „Über uns" einer Praxis. (Quelle: eigene Darstellung)

▶ **Praxistipp** Geben Sie Ihrem Besucher auf der Kontaktseite das
Gefühl, dass er die richtige Entscheidung trifft, wenn er sich mit Ihnen
in Verbindung setzt. Schreiben Sie zum Beispiel: „3 gute Gründe, uns
zu kontaktieren." Oder: „Wir antworten in der Regel innerhalb von
24 Stunden."

4.2.6   Für besondere Angebote: Landingpages

Landingpages sind Webseiten, die auf ein einzelnes Ziel ausgerichtet sind. Solche
Seiten werden beispielsweise eingesetzt, um ein konkretes Angebot vorzustellen
und anzupreisen, etwa einen neuen Yogakurs, den Termin für eine Informations-
veranstaltung oder eine spezielle Therapie. Der Besucher findet hier nicht nur alle
Angaben rund um das Angebot, sondern auch die Möglichkeit, aktiv zu werden,
also sich anzumelden.

Andere Landingpages richten sich zum Beispiel an neue Patienten und stel-
len gesammelt alle wichtigen Informationen zur Verfügung, die diese benötigen:
Welche Dokumente müssen mitgebracht werden? Wie finden die Besucher zu
Ihnen in die Praxis? Wie laufen ein Besuch und eine Behandlung bei Ihnen ab?

4.2.7   Verpflichtend für alle Websites: Impressum und
Datenschutzerklärung

Diese beiden Seiten sind überwiegend reine Inhaltsseiten. Sie sind für jeden
Online-Auftritt verpflichtend, dienen aber darüber hinaus der Transparenz und
stärken das Vertrauen der Besucher.

- Das Impressum muss Angaben zum Anbieter der Website enthalten (s.
  Abb. 4.11).
- Die Datenschutzerklärung hat ihren Ursprung in der Datenschutz-
  Grundverordnung (DSGVO) und informiert darüber, wie Sie als Website-
  Betreiber mit den Daten der Nutzer umgehen.

Neben dem Impressum und der Datenschutz-Grundverordnung müssen Mediziner und Therapeuten auf ihrer Website auch die berufsrechtlichen Regelungen,
das Heilmittelwerbegesetz, das Gesetz gegen den unlauteren Wettbewerb, das
Patientenrechtegesetz sowie gegebenenfalls die gesetzlichen Regelungen zur

Impressum

___

Name	Dr. med. Max Mustermann
Anschrift	Musterstraße 01234 Musterstadt
Telefon	0123 45678
Telefax	0123 45679
E-Mail	rezeption@praxisname.de
Berufsbezeichnung	approbierter Zahnarzt
verleihender Staat	Deutschland
Zuständige Zahnärztekammer	Landeszahnärztekammer Bundesland[a]
Aufsichtsbehörde für Vertragszahnärzte	Kassenzahnärztliche Vereinigung Bundesland[a]
Umsatzsteuer-Identifikationsnummer lt. §27a UStG	...

Es gelten die berufsrechtlichen Regelungen.[a]

Abb. 4.11 Entwurf Impressum. (Quelle: eigene Darstellung)

Fernbehandlung beachten. Bei der Verwendung von Bildern und Grafiken ist es wichtig, keine Urheberrechtsverstöße zu begehen. Weitere rechtliche Fragen betreffen die Verwendung von Cookies, die Einbindung von Videos und die Verwendung von Fremdmaterial wie zum Beispiel Schriften.

Am sichersten ist es, einen auf Internetrecht oder Datenschutz spezialisierten Anwalt zu konsultieren. So stellen Sie sicher, dass Sie alle rechtlichen Anforderungen erfüllen und die Formulierungen individuell auf die Bedürfnisse und Besonderheiten Ihrer Praxis zugeschnitten sind.

Preiswerter ist es, das Impressum und die Datenschutzerklärung über Online-Generatoren zu erstellen. Auch Berufsverbände oder Kammern (zum Beispiel Ärztekammern, Zahnärztekammern, Therapeutenkammern) bieten häufig Hilfestellungen oder Muster der Texte an, die Sie als Grundlage nutzen können.

4.2.8   Kein Anschluss unter dieser URL: die 404-Fehlerseite

Eine 404-Fehlerseite wird angezeigt, wenn ein Benutzer eine falsche URL eingegeben hat oder versucht, eine nicht vorhandene oder gelöschte Seite innerhalb einer Webseite aufzurufen. Die Fehlerseite kann als Wegweiser dienen und die Möglichkeit bieten, den Besucher über nützliche Links zurück zur Hauptseite oder zu anderen relevanten Bereichen der Website zu führen.

4.3   Die Mikrostruktur Ihrer Website

Die Mikrostruktur beschreibt, wie Sie die Inhalte innerhalb der einzelnen Webseite organisieren. Dabei geht es um die Anordnung von Texten, Bildern, Links und anderen Elementen. Über die Mikrostruktur führen Sie Ihren Benutzer so durch die Webseite, dass die wichtigsten Informationen für ihn sofort ersichtlich und Aktionen (Terminbuchung, Kontaktanfrage) einfach durchzuführen sind (siehe Kap. 5). Eine solche Struktur können Sie bis ins kleinste Detail aufbauen.

Aus der Praxis

Die Mikrostruktur der Seite „Yogakurse" sieht bei einem Anbieter wie folgt aus:

- Überschrift
- Einleitung

- Kursinhalt
- Kursdetails (Kursbeginn, Dauer, Anzahl der Stunden pro Woche etc.)
- Vorteile
- Trainerprofil
- Anmeldung
- Aufruf zum Handeln (CTA)
- FAQ (Häufig gestellte Fragen)
- Kundenbewertungen◄

Literatur

Covert A (2023) Information architecture is all around you. www.howtomakesenseo
  fanymess.com/chapter1/13/information-architecture-is-all-around-you.   Zugegriffen:
  26.08.2023
Krug S. (2014) Don't Make Me Think. mitp Verlag, Frechen
Rosenfeld, L, Morville, P, Arango, J. (2015) Information Architecture. O'Reilly, Sebastopol

Setzen Sie auf gutes Webdesign 5

Sobald ein Benutzer Ihre Website zum ersten Mal besucht, entscheidet er unbewusst in den ersten Sekunden, ob ihm gefällt, was er sieht oder nicht. Die visuelle Attraktivität kann innerhalb von 50 Millisekunden beurteilt werden. Das bedeutet, dass Webdesigner etwa 50 Millisekunden Zeit haben, um einen guten ersten Eindruck zu hinterlassen.

5.1 User trifft Website …

Wenn ein Nutzer auf eine Website stößt, laufen in seinem Gehirn eine Reihe von Prozessen ab, sowohl auf kognitiver als auch auf emotionaler Ebene.

1. Visuelle Verarbeitung: Sobald die Website geladen ist, erfassen die Augen des Users die visuellen Informationen und senden sie zur Verarbeitung an die Sehrinde im Gehirn. Farben, Layout, Bilder und Schriften werden innerhalb von Millisekunden wahrgenommen und interpretiert. Das ist weniger als ein Wimpernschlag.
2. Erste Eindrücke: Ebenfalls innerhalb von Millisekunden bildet das Gehirn einen ersten Eindruck von der Website. Dieser Eindruck kann durch Design, Struktur und Benutzerfreundlichkeit beeinflusst werden. Der präfrontale Cortex, ein Bereich des Gehirns, der mit der Entscheidungsfindung verbunden ist, bewertet, ob die Website vertrauenswürdig und relevant erscheint.
3. Emotionale Reaktion: Der limbische Bereich des Gehirns ist für emotionale Reaktionen zuständig. Bei der Gestaltung einer Website oder eines anderen Mediums löst die Verwendung von Bildern, Texten, Videos oder

J. Naumann, *Die Praxis-Website*, https://doi.org/10.1007/978-3-658-44655-0_5

auch Designelementen, die eine Geschichte erzählen, unmittelbare emotionale Reaktionen aus. Ein gutes Beispiel hierfür sind sogenannte Hero Images (große, auffällige Bilder im oberen Bereich einer Webseite) mit emotionalen Bildern und kurzen, prägnanten Sätzen, die eine Geschichte oder Botschaft vermitteln.

4. Kognitive Verarbeitung: Im Anschluss beginnt der Nutzer, den Inhalt der Website zu lesen und zu verarbeiten. Dies können Informationen über die Praxis, angebotene Dienstleistungen, Kontaktdaten etc. sein. Das Gehirn verwendet den Hippocampus, um diese Informationen zu speichern und zu kategorisieren.

5. Entscheidungsfindung: Aufgrund der gesammelten Informationen und des Gesamteindrucks entscheidet der Nutzer, ob er auf der Website bleibt, eine Handlung ausführt (zum Beispiel einen Termin bucht) oder die Website verlässt. Auch hier spielt der präfrontale Cortex eine zentrale Rolle.

6. Erinnerung: War die Erfahrung auf der Website positiv und bedeutsam, wird sie eher im Langzeitgedächtnis gespeichert. Das Gehirn nutzt dazu Netzwerke von Neuronen, die durch wiederholte Aktivität gestärkt werden.

Es ist wichtig zu beachten, dass jeder Nutzer einzigartig ist und daher auf ein und derselben Website unterschiedlich reagieren kann. Die Forschung zeigt jedoch, dass gut gestaltete und benutzerfreundliche Websites tendenziell positive Reaktionen im Gehirn hervorrufen und die Wahrscheinlichkeit erhöhen, dass Nutzer die gewünschten Handlungen auf der Website ausführen.

► **Online-Ressourcen für benutzerfreundliche und psychologische Strategien**

- lawsofux.com
- growth.design/psychology
- kolenda.io/guides
- nngroup.com

5.2   Die wichtigsten Designprinzipien

Gutes Webdesign ist kein Zufall. Es basiert auf festen Designprinzipien wie Nähe, Weißraum, Kontrast und Hierarchie, die die Grundlage für eine strukturierte und benutzerfreundliche Website bilden. Die sorgfältige Auswahl und Anwendung verschiedener Gestaltungselemente wie Farben, Formen und Typografie ist entscheidend, um Designprinzipien effektiv umzusetzen und eine Website zu erstellen, die sowohl ästhetisch ansprechend als auch funktional überzeugend ist.

Ein Schlüsselelement des modernen Webdesigns ist die Fähigkeit einer Website, sich an verschiedene Gerätetypen – wie Desktop-PCs, Laptops, Tablets und Smartphones – anzupassen (s. Abb. 5.1). Diese als „Responsive Webdesign" bekannte Designstrategie wurde maßgeblich von dem amerikanischen Designer Ethan Marcotte geprägt. Er verfolgte den Ansatz, Webseiten so zu gestalten, dass sie auf allen Bildschirmgrößen optimal aussehen, ohne dass für jedes Gerät eine eigene Version benötigt wird. Beim Responsive Design passt sich das Layout einer Website automatisch an, um auf jedem Gerät ein gleichbleibend gutes Nutzererlebnis zu gewährleisten, unabhängig davon, ob die Seite auf einem großen Computerbildschirm oder auf dem kleineren Bildschirm eines Smartphones angezeigt wird.

Vitaly Friedman, anerkannter Webdesign-Experte und Chefredakteur des Smashing Magazine, betont, dass die Benutzerfreundlichkeit sowie der Nutzen und nicht das visuelle Design über Erfolg oder Misserfolg einer Website entscheiden (Friedman 2021). Gutes Design bedeutet daher nicht nur, ästhetisch attraktive Lösungen zu schaffen. Es erfordert vielmehr ein tiefes Verständnis der Bedürfnisse, Absichten und Probleme der Nutzer. Ziel ist, eine klare und effektive Kommunikation zu ermöglichen, die den Nutzern mit Leichtigkeit die Kernbotschaften vermittelt. Das Äußere Ihrer Website soll den Zweck Ihres Online-Auftritts sowie Ihre Absichten auf einen Blick verdeutlichen.

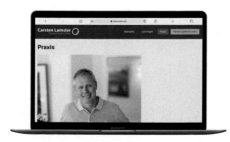
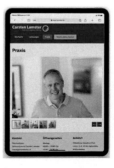
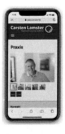

Abb. 5.1 Webseite auf verschiedenen Ausgabegeräten. (Quelle: eigene Darstellung)

Im Folgenden werden diese Prinzipien – von der Wichtigkeit der visuellen Hierarchie bis zur Bedeutung des Kontrasts – näher betrachtet.

5.2.1 Schaffen Sie eine visuelle Hierarchie

Die visuelle Hierarchie lenkt die Aufmerksamkeit des Besuchers auf das Wesentliche, indem Schlüsselelemente wie Überschriften und wichtige Botschaften durch Größe, Farbe und Anordnung hervorgehoben werden (s. Abb. 5.2). Größere oder farblich hervorgehobene Bausteine signalisieren Bedeutung und führen den Nutzer intuitiv durch die Inhalte (s. Abb. 5.3). Die gezielte Anordnung dieser Elemente schafft eine klare Struktur, die für das Verständnis und die einfache Navigation auf der Website entscheidend ist. Die wichtigsten Informationen sind hervorgehoben, um eine effiziente Nutzung zu gewährleisten.

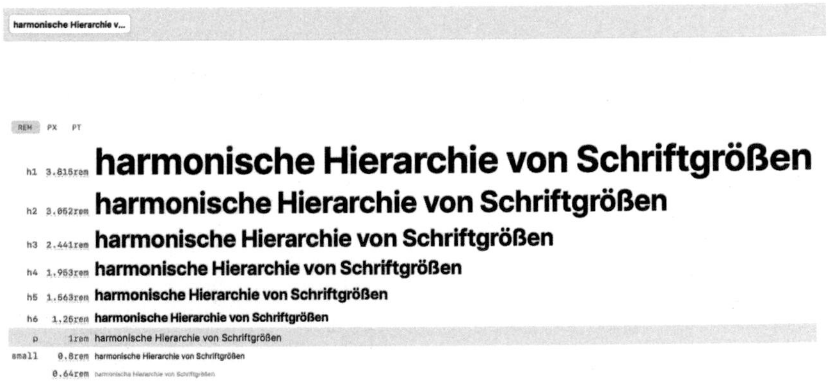

Abb. 5.2 Screenshot: Beispiel für Schriftharmonie. Schriftharmonien im Web verbessern die Lesbarkeit und visuelle Kohärenz der Inhalte, wodurch das Benutzererlebnis und das Design der Website optimiert werden. (Quelle: Typescale. typescale.com. Zugegriffen: 14.02.2024)

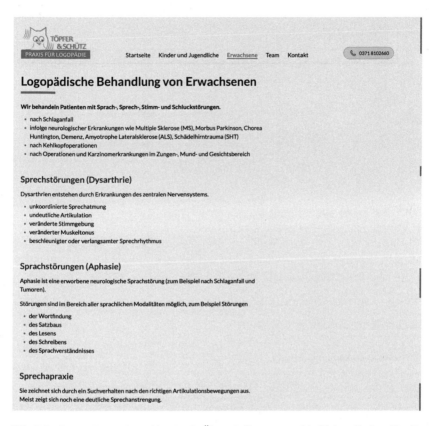

Abb. 5.3 Screenshot: Hierarchie durch Überschriften unterschiedlicher Größe. (Quelle: eigene Darstellung)

5.2.2   Setzen Sie gezielt Kontraste ein

Kontrast ist ein wesentliches Gestaltungselement, um die wichtigsten Aspekte einer Website zu betonen, aber auch um die Lesbarkeit zu optimieren und die Orientierung innerhalb der Inhalte zu erleichtern. Kontrast entsteht, indem Sie Elemente verwenden, die sich stark voneinander unterscheiden, zum Beispiel durch Schwarz und Weiß, Groß und Klein, fette und magere Schriftarten usw. (s. Abb. 5.4). Die Unterschiede lenken die Aufmerksamkeit des Nutzers direkt auf das Wesentliche der Seite. Durch den gezielten Einsatz von Kontrastfarben

Kontrastvielfalt

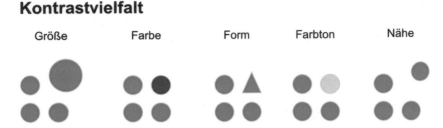

Abb. 5.4 Kontrastvielfalt. (Quelle: eigene Darstellung)

können Sie bestimmte Informationen oder Call-to-Action-Buttons hervorheben, was die Handlungsaufforderung verstärkt und die User Journey auf der Website unterstützt (s. Abb. 5.7). Darüber hinaus können Kontraste zur visuellen Trennung verschiedener Bereiche einer Seite verwendet werden, um die Strukturierung der Inhalte und die Benutzerführung zu verbessern.

5.2.3   Nutzen Sie Weißraum

Weißraum, oft auch als negativer Raum bezeichnet, ist der ungenutzte Bereich zwischen Designelementen auf einer Webseite. Er verbessert die Lesbarkeit, indem er Inhalte trennt und die Aufmerksamkeit auf wesentliche Informationen lenkt (s. Abb. 5.5, 5.6 und 5.7). Dies trägt zu mehr Klarheit und einer besseren Benutzerführung bei.

> Erfahrung, die zählt. Qualität, die Sie spüren.
>
> Zahnarztpraxis Carsten Lamster: Wo das Wohlbefinden unserer
>
> Patienten im Mittelpunkt steht.
>
> Termin online buchen

Abb. 5.5 Entwurf. Textwand ohne Struktur. (Quelle: eigene Darstellung)

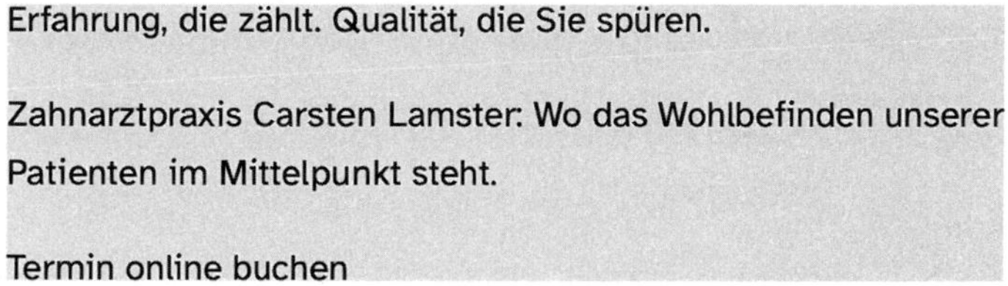

Erfahrung, die zählt. Qualität, die Sie spüren.

Zahnarztpraxis Carsten Lamster: Wo das Wohlbefinden unserer Patienten im Mittelpunkt steht.

Termin online buchen

Abb. 5.6 Entwurf: Hinzufügen von Weißraum zur Trennung der einzelnen Abschnitte. (Quelle: eigene Darstellung)

Erfahrung, die zählt. Qualität, die Sie spüren.

Zahnarztpraxis Carsten Lamster: Wo das Wohlbefinden unserer Patienten im Mittelpunkt steht.

Termin online buchen

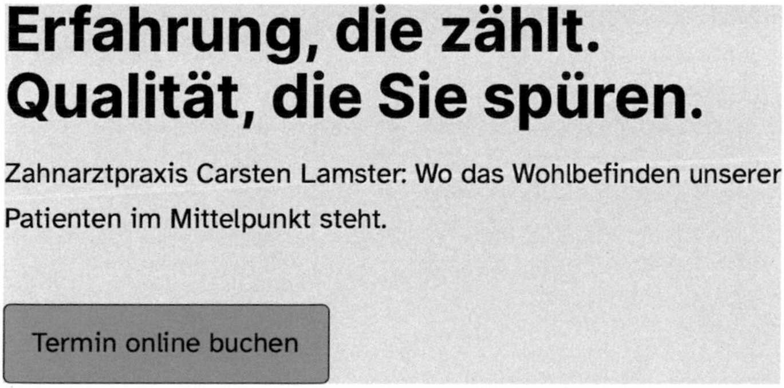

Abb. 5.7 Entwurf: Gestaltung einer klaren Hierarchie mit auffälliger Überschrift und farblich abgesetztem Call-to-Action-Button zur Nutzerführung. (Quelle: eigene Darstellung)

5.2.4 Streben Sie nach Balance im Design

Balance im Design ist ein Prinzip, das auf der visuellen Gewichtung von Designelementen innerhalb eines Layouts basiert. Ziel ist es, zum Beispiel durch eine symmetrische oder asymmetrische Ausrichtung ein Gefühl von Ausgewogenheit und Stabilität zu erzeugen.

5.2.5 Beachten Sie wichtige Gestaltprinzipien

Gestaltprinzipien, auch Gestaltgesetze genannt, sind eine Reihe von Regeln aus der Gestaltpsychologie. Sie beschreiben, wie Menschen visuelle Elemente als organisierte Muster und Ganzheiten wahrnehmen. Das Gestaltgesetz der Nähe

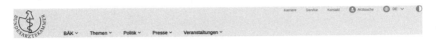

Abb. 5.8 Screenshot: Verschiedene Navigationen. Die klare Trennung zwischen Hauptnavigation und der sogenannten Utility-Navigation verdeutlicht das Designgesetz der Nähe: Die größere Schrift in der Nähe des Logos kennzeichnet die primäre Navigation, während die Links der Utility-Navigation in kleinerer Schrift oben rechts gruppiert sind. (Quelle: Bundesärztekammer. www.bundesaerztekammer.de. Zugegriffen: 17.11.2023)

besagt beispielsweise, dass Elemente, die räumlich nahe beieinander liegen, als zusammengehörig wahrgenommen werden (s. Abb. 5.8, 5.9 und 5.10). Das ist etwa bei Navigationslinks in einem Webseitenmenü der Fall. Laut Gestaltgesetz der Ähnlichkeit gelten Betrachtern Elemente mit ähnlichem Design als zusammengehörig. Das trifft zum Beispiel auf sogenannte „Cards" (Karten) oder Schaltflächen mit gleicher Farbe und Form zu.

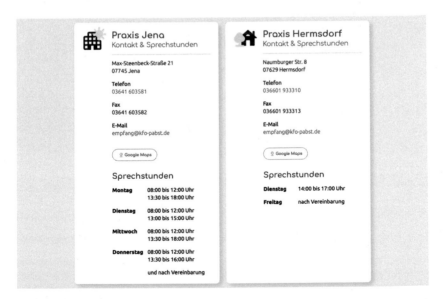

Abb. 5.9 Screenshot: Cards mit Informationen zu verschiedenen Praxen. Eine Karte ist ein Gestaltungselement der Benutzeroberfläche. Es dient dazu, zusammengehörige Informationen wie Text, Bilder und Links kompakt und übersichtlich darzustellen. (Quelle: Praxis Dr. Anne Pabst. www.kfo-pabst.de/kontakt-anfahrt. Zugegriffen: 21.02.2024)

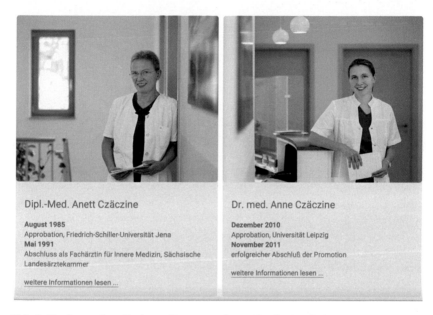

Abb. 5.10 Screenshot: Cards zur Teamvorstellung. (Quelle: Praxis Czäczine. www.praxis-czaeczine.de/team.html. Zugegriffen: 05.02.2024)

5.2.6 Halten Sie sich an Konventionen

Eine vom Usability-Experten Jacob Nielsen postulierte und unter dem Namen „Jacob's Law" bekannt gewordene Regel besagt, dass Nutzer die meiste Zeit auf anderen Websites verbringen. Daher ziehen sie es vor, wenn Ihre Website genauso funktioniert wie jede andere Website, an die sie bereits gewöhnt sind (Nielsen 1999). Versuchen Sie also nicht, das Internet „neu zu erfinden", sondern halten Sie sich an bestehende Konventionen. Dazu gehören beispielsweise eine klare und konsistente Navigation mit dem Logo in der linken oberen Ecke als Link zur Startseite sowie eine intuitive und gut sichtbare Hauptmenüleiste, oft horizontal am oberen Rand. Auch die Platzierung der Kontaktinformationen und rechtlicher Hinweise in der Fußzeile hat sich bewährt. Damit stellen Sie sicher, dass sich Nutzer auch unter Zeitdruck schnell auf Ihren Seiten zurechtfinden und die wesentlichen Punkte erfassen.

5.2.7 Einfach ist besser

Die Zeiten, in denen Websites möglichst bunt und blinkend sein sollten, sind zum Glück schon lange vorbei. Ein klares und übersichtliches Design Ihrer Praxis-Website, unterstützt durch Responsive Webdesign, sorgt dafür, dass sie auf allen Geräten gut aussieht und funktioniert. Eine reduzierte Gestaltung minimiert den kognitiven Aufwand für die Besucher und hilft ihnen, schneller die gewünschten Informationen zu finden und Entscheidungen zu treffen.

Digitaler Minimalismus, wie ihn Creative Director Lily Kollé beschreibt, ist der Schlüssel: Es geht darum, ein Produkt oder eine Dienstleistung an allen Berührungspunkten mit dem Kunden auf das Wesentliche zu reduzieren. Das vermeidet digitales Durcheinander und fördert eine klare Kommunikation (Kollé 2017). Bei der Gestaltung Ihrer Website sollten Sie daher jedes Element daraufhin überprüfen, ob es dazu beiträgt, Ihr Ziel zu erreichen. Führt es den Benutzer zur gesuchten Information und erleichtert es ihm, die gewünschte Aktion auszuführen? Wenn nicht, ist es oft besser, das Element zu entfernen und sich auf das Wesentliche zu konzentrieren.

▶   **Aus der Praxis** Auf diese Weise verschlanken Sie nicht nur das Design Ihrer Website, sondern verringern auch die Ladezeit und reduzieren nebenbei noch den CO_2-Ausstoß, den Ihr Online-Auftritt erzeugt (s. Abb. 5.11).

5.3   Die wichtigsten Designelemente

Eine Untersuchung der Nielsen Norman Group aus dem Jahre 2021 hebt hervor, welche Designelemente ein gelungenes Design ausmachen (Gibbons und Gordon, 2021):

- Die visuelle Ästhetik verwendet eine konsistente Typografie.
- Sie schafft eine klare Hierarchie.
- Sie setzt eine raffinierte Farbpalette ein.
- Sie ist an einem Raster ausgerichtet.

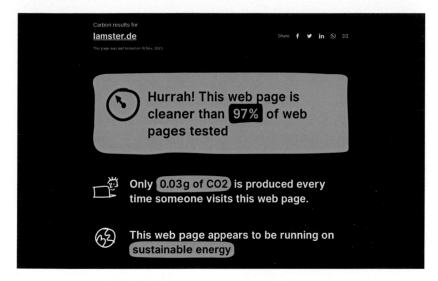

Abb. 5.11 Screenshot: Ergebnis des CO_2-Ausstosses für die Website www.lamster.de mit dem *Website Carbon calculator*. Der *Website Carbon calculator* (www.websitecarbon.com) ist ein Online-Tool, das berechnet, wie viel CO_2 eine Website bei jedem Seitenaufruf erzeugt. (Quelle: Website Carbon calculator. www.websitecarbon.com/website/lamster-de. Zugegriffen: 19.02.2024)

5.3.1 Grundwissen zur Typografie

Typografie ist ein zentrales Element jedes Webdesigns und bezieht sich auf die Kunst und die Technik der Textgestaltung – nicht nur auf Webseiten –, um die geschriebene Sprache lesbar, verständlich und visuell ansprechend zu gestalten. Typografie behandelt eine Vielzahl von Aspekten, darunter Schriftart, Schriftgröße, Zeilenlänge, Zeilenabstand und die Anordnung von Text auf der Seite.

▶ **Praxis-Tipp** Eine gelungene Typografie ermöglicht ein müheloses Lesen, während eine schlechte Typografie die Nutzer eher abschreckt.

- Beschränken Sie sich auf ein bis zwei Schriftarten. Die Wahl der Schriftart ist oft der erste Schritt im typografischen Prozess. Hierbei wählen Sie die Stimme, die Ihre Inhalte zum Sprechen bringt. Schriftarten lassen sich unter anderem in Serifenschriften und serifenlose Schriften unterteilen. Serifen sind die charakteristischen, kleinen Querstriche am oberen und unteren Ende von Buchstaben, die wie Füßchen aussehen. Serifenschriften wirken traditionell und seriös, während serifenlose Schriften oft als modern und minimalistisch wahrgenommen werden. Wählen Sie für Ihre Website solche Schriftarten aus, die die Werte und den Ton Ihrer Marke – also Ihrer Praxis – widerspiegeln, die Vertrauen und Professionalität vermitteln.

Oft kommt auf einer Website nicht nur eine Schriftart, sondern die Kombination aus zwei Schriftarten zum Einsatz. Vereinfachen Sie das Layout, indem Sie eine Schriftart für die Überschriften und eine andere für den Text verwenden. Titel oder Überschriften können auch etwas origineller ausfallen, während bei Fließtexten die Lesbarkeit im Vordergrund stehen sollte. Eine bewährte Methode ist, eine Serifenschrift mit einer serifenlosen Schrift zu kombinieren.

- Achten Sie auf Lesbarkeit und Zugänglichkeit. Die Lesbarkeit ist von größter Bedeutung, um sicherzustellen, dass die Textinhalte Ihrer Website für alle Nutzer leicht verständlich sind. Dazu gehört die Wahl einer gut lesbaren Schriftgröße, die auf Ihrem Desktop in der Regel nicht unter 16 px (Pixel) liegen sollte. Der Zeilenabstand muss ebenfalls ausreichend sein. Die Zugänglichkeit ist insbesondere für Menschen mit Seheinschränkungen aller Art ein entscheidender Faktor. Ein ausreichender Kontrast zwischen Text und Hintergrund sowie die Verwendung barrierefreier Schriften können die Zugänglichkeit verbessern.
- Zeilenlänge und -abstand müssen stimmen. Die Zeilenlänge ist eine der Komponenten für eine gute Lesbarkeit. Die optimale Zeilenlänge für Fließtext auf Websites liegt zwischen 50 und 75 Zeichen (s. Abb. 5.12). Wenn eine Textzeile zu lang ist, fällt es dem Leser schwer, sich auf den Text zu konzentrieren. Das liegt daran, dass die Zeilenlänge es den Augen erschwert, den Anfang der nächsten Zeile zu erkennen. Außerdem kann es bei langen Textblöcken mit wenig Zeilenabstand schwierig sein, in der richtigen Zeile fortzufahren. Ist eine Zeile zu kurz, muss das Auge zu oft zurückwandern, was den Leser aus dem Rhythmus bringt. Zu kurze Zeilen bedeuten außerdem Stress für den Leser, da er mit dem Lesen der nächsten Zeile beginnt, bevor er die aktuelle Zeile beendet hat. Ebenso bedeutend sind die Abstände zwischen den Textzeilen und Abschnitten sowie zwischen Wörtern und Buchstaben.
- Richten Sie Text lesegerecht aus. Vermeiden Sie es, den Text im Blocksatz oder zentriert anzulegen. Blocksatz bedeutet, dass der Text vollständig in eine Spalte eingepasst wird, also links und rechts bündig abschließt. Diese Gestaltung bringt einige ernsthafte Probleme mit sich, denn es entstehen große,

Optimale Zeilenlänge

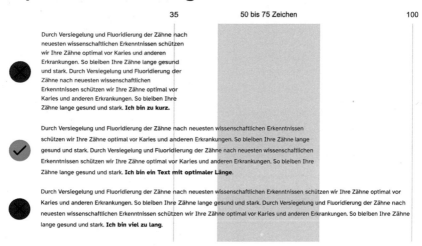

Abb. 5.12   Optimale Zeilenlänge. (Quelle: eigene Darstellung)

unschöne Lücken zwischen den Wörtern. Zentrierter Text kann für Überschriften geeignet sein, zentrierte Textabsätze sind jedoch besonders schwer
zu lesen, da sich der Zeilenanfang von Zeile zu Zeile ändert. Richten Sie
Ihren Text am besten linksbündig an einem darunter liegenden Raster aus, um
die Lesbarkeit zu verbessern (s. Abb. 5.13).

> **Tipp** Die Website „Pimp my Type" (pimpmytype.com) von Oliver
> Schöndorfer bietet Schriftempfehlungen sowie Artikel und Videos
> zum Thema „Typografie" (s. Abb. 5.14).

- Responsive Typografie ist Pflicht. Mit der zunehmenden Nutzung mobiler
  Geräte wird es immer wichtiger, dass die Webtypografie auf verschiedenen Bildschirmgrößen gut funktioniert. Responsive Typografie passt sich
  automatisch an die Bildschirmgröße an und sorgt für eine konsistente Benutzererfahrung auf verschiedenen Geräten (s. Abb. 5.15). Dies erfordert ein
  sorgfältiges Design, bei dem Schriftgrößen, Zeilenabstände und Textlayouts
  so angepasst werden, dass sie auf den meisten gängigen Geräten gut aussehen
  und lesbar sind.

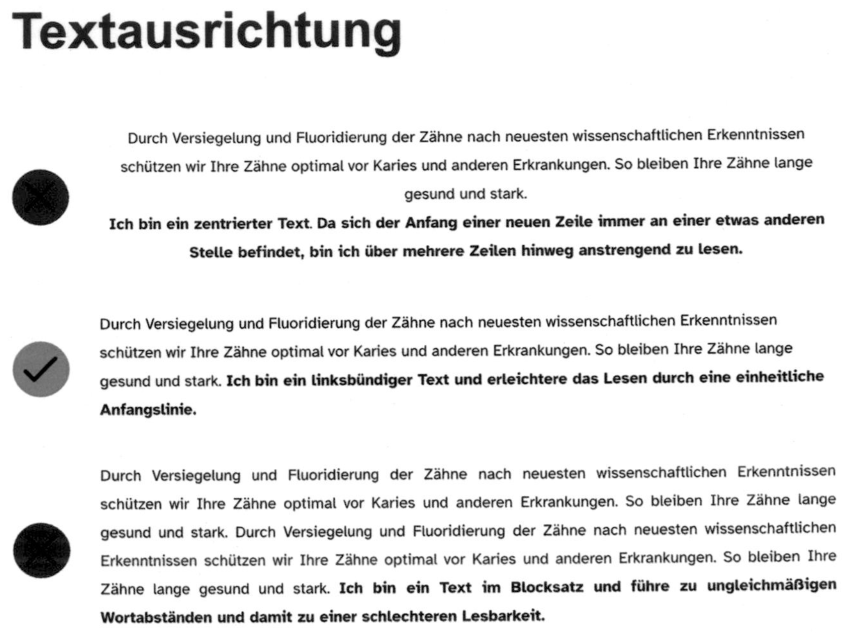

Textausrichtung

Durch Versiegelung und Fluoridierung der Zähne nach neuesten wissenschaftlichen Erkenntnissen schützen wir Ihre Zähne optimal vor Karies und anderen Erkrankungen. So bleiben Ihre Zähne lange gesund und stark. **Ich bin ein zentrierter Text. Da sich der Anfang einer neuen Zeile immer an einer etwas anderen Stelle befindet, bin ich über mehrere Zeilen hinweg anstrengend zu lesen.**

Durch Versiegelung und Fluoridierung der Zähne nach neuesten wissenschaftlichen Erkenntnissen schützen wir Ihre Zähne optimal vor Karies und anderen Erkrankungen. So bleiben Ihre Zähne lange gesund und stark. **Ich bin ein linksbündiger Text und erleichtere das Lesen durch eine einheitliche Anfangslinie.**

Durch Versiegelung und Fluoridierung der Zähne nach neuesten wissenschaftlichen Erkenntnissen schützen wir Ihre Zähne optimal vor Karies und anderen Erkrankungen. So bleiben Ihre Zähne lange gesund und stark. Durch Versiegelung und Fluoridierung der Zähne nach neuesten wissenschaftlichen Erkenntnissen schützen wir Ihre Zähne optimal vor Karies und anderen Erkrankungen. So bleiben Ihre Zähne lange gesund und stark. **Ich bin ein Text im Blocksatz und führe zu ungleichmäßigen Wortabständen und damit zu einer schlechteren Lesbarkeit.**

Abb. 5.13 Textausrichtung. (Quelle: eigene Darstellung)

5.3.2 Grundsätzliches zur Auswahl von Bildern und anderer grafischer Elemente

Zum Webdesign gehört auch die Gestaltung und die Einbindung von Bildern und anderen visuellen Elementen in die Website. Als mächtige Instrumente erregen sie Aufmerksamkeit, vermitteln Botschaften und dienen als Ankerpunkte, die den Besucher zum Verweilen einladen. Fragen Sie sich: An welcher Stelle auf Ihren Seiten sind Bilder und Grafiken sinnvoll und wo nicht? Wie groß sollen Abbildungen gegebenenfalls sein? Welchen Abstand halten sie zum Text? Wie stellen Sie sicher, dass Grafiken ein einheitliches Aussehen zeigen?

Wenn Sie auf Ihren Webseiten Bilder, Grafiken oder Ähnliches einsetzen, müssen diese zu Ihrer Marke passen, also Ihre Praxis repräsentieren und Ihre Zielgruppe ansprechen. Alle Content-Elemente sollten einen klaren Zweck erfüllen. Glückliche Gesichter provozieren glückliche Emotionen, wütende das Gegenteil. Überlegen Sie, welche emotionalen Reaktionen Sie hervorrufen möchten.

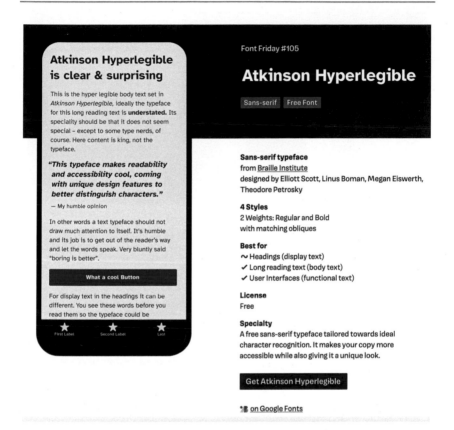

Abb. 5.14 Screenshot: Atkinson Hyperlegible. Atkinson Hyperlegible ist eine von Tausenden von Schriftarten, die frei oder kommerziell verfügbar sind. Sie wurde vom Braille Institute entwickelt, um die Lesbarkeit für sehbehinderte Menschen zu verbessern, indem sie einen stärkeren Kontrast und deutliche Unterscheidungsmerkmale zwischen ähnlichen Buchstaben bietet. (Quelle: Pimp my Type. pimpmytype.com/font/atkinson-hyperlegible. Zugegriffen: 08.11.2023)

Verwenden Sie keine Stockfotos, sondern lassen Sie professionelle Aufnahmen erstellen. Eigene Bilder machen Ihre Website persönlicher, relevanter und ansprechender. Die Auswahl gut komponierter Fotos erleichtert das endgültige Webdesign. Infografiken sind visuelle Darstellungen von Informationen. Die darin enthaltenen Daten erzählen Geschichten, die durch die grafische Aufbereitung vereinfacht und zugänglich gemacht werden. Darüber hinaus können Bilder und

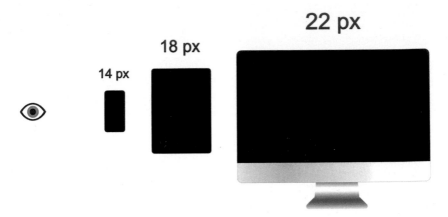

Abb. 5.15 Screenshot: Unterschiedliche Schriftgrößen. Die Anpassung der Schriftgröße an verschiedene Ausgabegeräte berücksichtigt die unterschiedlichen Betrachtungsabstände und gewährleistet so eine optimale Lesbarkeit. (Quelle: eigene Darstellung)

Grafiken die Aufmerksamkeit der Nutzer auf Schlüsselelemente einer Website lenken.

5.3.3   Webtexte, die hängen bleiben

In einer Welt, in der ständig Informationen auf uns einströmen, ist das Scannen von Text zu einer primären Lesetechnik geworden. Das bedeutet: Menschen lesen die Texte auf Webseiten in der Regel nicht, sondern scannen sie nur, überfliegen sie also und filtern sich das für sie Wesentliche heraus. Es ist daher entscheidend, die Inhalte so zu gestalten, dass sie leicht und schnell, quasi beim Vorbeifliegen erfasst werden können. Zur Scanbarkeit tragen folgende Merkmale bei:

- Verwenden Sie F- und Z-Lesemuster, die den natürlichen Lesegewohnheiten meisten Nutzer in den westlichen Kulturen entsprechen, die Texte von links nach rechts und von oben nach unten zu scannen. Beide Muster helfen dabei, wichtige Inhalte und Call-to-Actions so zu positionieren, dass sie besser wahrgenommen werden (s. Abb. 5.16, 5.17).

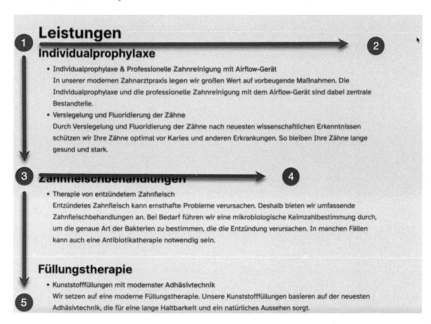

Abb. 5.16 F-Lesemuster. Das F-Muster zeigt ein typisches Leseverhalten auf textreichen Webseiten. Hierbei scannt der Betrachter zuerst horizontal, dann nach unten und wieder horizontal, was eine effektive Aufnahme von Textinformationen ermöglicht. (Quelle: eigene Darstellung)

- Verwenden Sie Überschriften und aussagekräftige Unterüberschriften. Mit ihrer Hilfe können die Benutzer die Struktur des Textes schnell erfassen und zu denjenigen Abschnitten springen, die für sie relevant und interessant sind.
- Teilen Sie Informationen über Aufzählungen in leicht verdauliche Stücke auf.
- Heben Sie wichtige Punkte durch visuelle Akzente wie Fettungen, andere Schriftfarben oder -größen hervor.
- Lange Textblöcke wirken abschreckend. Verwenden Sie kurze Abschnitte, um das Scannen zu fördern und das Verständnis zu erleichtern.
- Heben Sie wichtige Informationen durch Schlüsselwörter hervor. Diese erleichtern nicht nur das Scannen für den Benutzer, sondern dienen auch dazu, die Inhalte für Suchmaschinen besser auffindbar zu machen.

Eine klare Struktur Ihrer Inhalte sorgt für Orientierung und dafür, dass Elemente, die für Entscheidungen wichtig sind, erkennbar sind. Visuelle Hierarchien

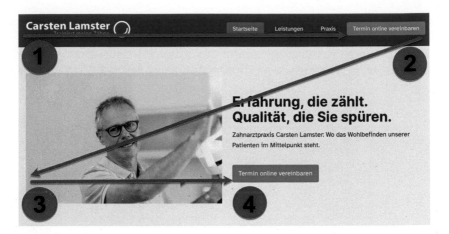

Abb. 5.17 Z-Lesemuster. Das Z-Muster folgt einem Z-förmigen Blickverlauf über die Seite. Es eignet sich für ein Design, das die Aufmerksamkeit auf strategisch platzierte Schlüsselelemente wie Überschriften und Calls-to-Action lenken möchte. (Quelle: eigene Darstellung)

fördern Klarheit und Orientierung, indem sie die relative Bedeutung von Website-Elementen durch Größe, Farbe, Kontrast und Typografie hervorheben und so die Interaktionen der Nutzer intuitiv leiten. Größe ist eines der grundlegendsten und effektivsten Mittel, um eine visuelle Hierarchie zu schaffen. Größere Elemente ziehen in der Regel mehr Aufmerksamkeit auf sich und werden als wichtiger wahrgenommen. Die Verwendung unterschiedlicher Schriftgrößen, Schriftschnitte und Schriftarten kann Überschriften, Unterüberschriften, Fließtext und andere Arten von Inhalten voneinander abgrenzen. Fettungen oder Kursivsetzungen heben wichtige Informationen innerhalb eines Textblocks hervor. Helle oder kontrastreiche Farben können die Aufmerksamkeit auf wichtige Informationen lenken, während neutrale oder gedämpfte Farben weniger wichtige Elemente in den Hintergrund treten lassen.

5.3.4 Die Wahl der Farben

Farben sind wesentliche Bestandteile des Webdesigns. Sie sind nicht nur ästhetisch ansprechend, sondern spielen auch eine entscheidende Rolle für die

Funktionalität und emotionale Wirkung einer Website. Farben können Stimmungen erzeugen, Aufmerksamkeit erregen und Benutzerinteraktionen lenken. Mit ihnen können Sie wichtige Informationen hervorheben oder zusammengehörende Strukturen kennzeichnen. Die gezielte Farbauswahl unterstützt das Markenimage Ihrer Praxis und spricht Ihre Zielgruppe effektiv an.

Das Farbrad bzw. den Farbkreis kennen wir alle noch aus der Schule. Es ist ein bewährtes Instrument, um die Beziehungen zwischen Farben zu verstehen. Den Grundfarben Rot, Gelb und Blau stehen die jeweiligen Komplementärfarben Grün, Violett und Orange gegenüber (s. Abb. 5.18).

Ausgehend vom Farbrad ist es möglich, verschiedene Farbharmonien zu erstellen. Je nachdem, wie Sie die Farben zusammensetzen, erzeugen Sie unterschiedliche Wirkungen. Es gibt eine große Palette von Farbkombinationen:

- analog: Sie kombinieren Farben, die auf dem Farbrad nebeneinander liegen. Diese Farbharmonie erzeugt einen geringen Farbkontrast.

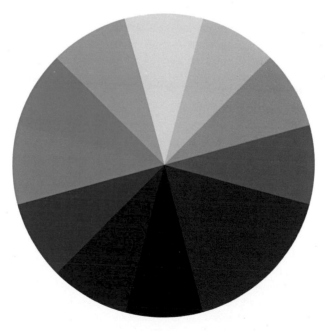

Abb. 5.18 Farbrad. (Quelle: eigene Darstellung)

- komplementär: Sie nutzen Farben, die sich auf dem Farbkreis gegenüberstehen. Dadurch entsteht ein hoher Farbkontrast. Er dient der Hervorhebung wichtiger Inhalte und der Lenkung der Aufmerksamkeit des Nutzers.
- monochromatisch: Sie verwenden Varianten eines Farbtons, die durch Beimischung von Schwarz, Weiß oder Grau in Helligkeit und Sättigung variiert werden. Diese Technik ermöglicht subtile Kontraste und fördert eine harmonische Gesamtwirkung, wobei die Stimmung der Website durch die gewählte Grundfarbe bestimmt wird.

Diese und viele andere Kombinationen ermöglichen es Ihnen, die perfekte Farbstimmung für Ihre Website zu finden. Um die Farbpalette zu entwickeln, legen Sie als Erstes die Hauptfarbe fest. Sie ist die Grundlage und gibt den Ton für Ihr Design vor. Wenn Sie bereits eine Praxisfarbe haben und beispielsweise im Logo verwenden (und sie auch künftig verwenden wollen), nehmen Sie diese als Ausgangspunkt. Von dieser Hauptfarbe aus erweitern Sie Ihre Palette, indem Sie komplementäre, analoge oder monochrome Farben integrieren.

▶ **Farbkombinationen testen** Online-Tools wie Adobe Color Wheel (color.adobe.com/de/create/color-wheel) helfen Ihnen, harmonische und ausgewogene Farbkombinationen zu finden, Farbstimmungen aus Bildern zu extrahieren oder Farbkombinationen nach Stichworten zu finden (s. Abb. 5.19, 5.20, 5.21, 5.22 und 5.23).

Jede Farbe kann Emotionen, Gefühle und Assoziationen auslösen. Diese Farbpsychologie können Sie nutzen, um Ihren Patienten ein Gefühl von Sicherheit und Vertrauen zu vermitteln und um eine heilende und beruhigende Atmosphäre zu schaffen. Warme Farben wie Rot, Orange und Gelb erzeugen eine einladende und energiegeladene Atmosphäre. Kühle Farben wie Blau, Grün und Violett wirken dagegen beruhigend und entspannend. Beachten Sie aber, dass die Bedeutungen, die Farben tragen, je nach Erfahrung und Kultur abweichen können: Was in der einen Kultur mit Gesundheit und Wohlbefinden assoziiert wird, kann in einer anderen eine ganz andere Bedeutung haben. Es ist daher sinnvoll, sich mit dem kulturellen Hintergrund Ihrer Patienten zu befassen.

Für Websites, die medizinische und therapeutische Inhalte zeigen, werden in der Regel freundliche und vertrauenswürdige Farben bevorzugt. Typisch dafür ist Blau. Die Farbe strahlt Seriosität sowie Professionalität aus und vermittelt ein Gefühl von Ruhe und Sicherheit. Gerade Letzteres ist besonders wichtig, wenn es um Gesundheit und Therapie geht. Weiß repräsentiert medizinische Reinheit sowie Sauberkeit und gibt dem Nutzer ein Gefühl von Klarheit und Ordnung.

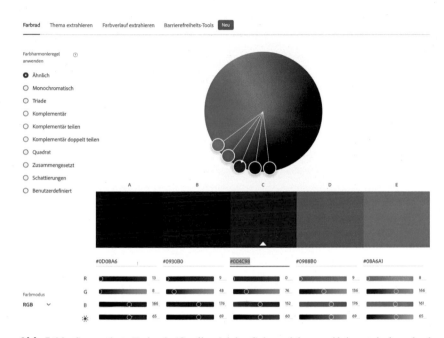

Abb. 5.19 Screenshot: Farbrad. (Quelle: Adobe Color. adobe.com/de/create/color-wheel. Zugegriffen: 13.02.2024

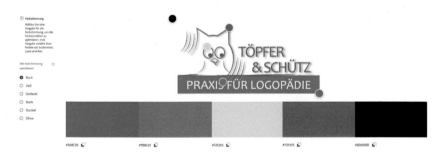

Abb. 5.20 Screenshot: Farbextration aus Logo, Praxis für Logopädie Töpfer & Schütz. (Quelle: Adobe Color. color.adobe.com/de/create/image. Zugegriffen: 13.02.2024

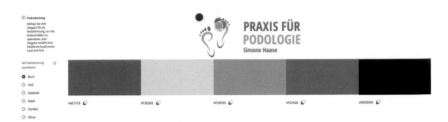

Abb. 5.21 Screenshot: Farbextraktion aus Logo, Praxis für Podologie Simone Haase. (Quelle: Adobe Color. color.adobe.com/de/create/image. Zugegriffen: 13.02.2024)

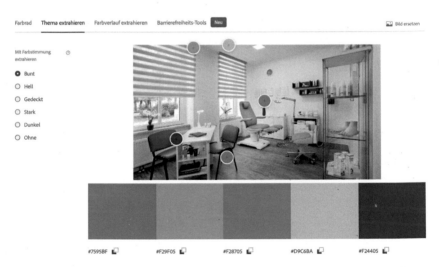

Abb. 5.22 Screenshot: Farbextraktion aus Bild, Praxis für Podologie Simone Haase. (Quelle: Adobe Color. color.adobe.com/de/create/image. Zugegriffen: 13.02.2024)

Gelb steht für Optimismus, Glück und Wärme. Grün verkörpert Gesundheit sowie Wohlbefinden und wird häufig für Praxis-Websites verwendet, die sich mit Naturheilkunde und ganzheitlicher Gesundheit befassen. Für diese Praxen eignen sich auch wärmere Farben wie ein sanftes Orange, um eine entspannte Atmosphäre zu schaffen. Denken Sie an Ihre Zielgruppe und wie diese sich fühlen soll. Schreiben Sie Wörter auf, die Sie mit Ihren Patienten und anderen Nutzern in Verbindung bringen, und suchen Sie nach Farben, die zu diesen Wörtern passen.

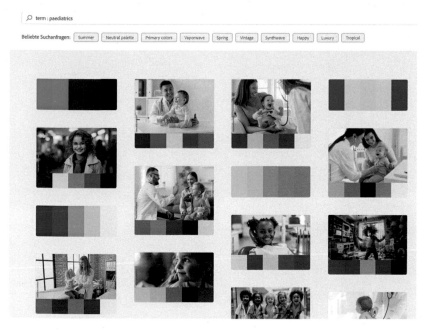

Abb. 5.23 Screenshot: Farbpaletten aus Stichwort „Paediatrics". (Quelle: Adobe Color. color.adobe.com/de/explore. Zugegriffen: 06.03.2024)

▶ **Auf Barrierefreiheit achten** Insbesondere bei Websites aus dem medizinischen und therapeutischen Spektrum sind Inklusion und Barrierefreiheit wichtig. Dazu gehört auch die Berücksichtigung der Farbzugänglichkeit. Wichtig ist etwa, ausreichend Kontrast zwischen Hintergrund und Text zu schaffen, damit auch Menschen mit Sehbehinderungen Ihre Inhalte lesen können. Tools wie der WebAim Color Contrast Checker (webaim.org/resources/contrastchecker) oder der Color Contrast Analyzer von Adobe Color (color.adobe.com/de/create/color-contrast-analyzer) helfen dabei (s. Abb. 5.24, 5.25).

Haben Sie die Farben für Ihre Website grundsätzlich festgelegt, geht es darum, ihre jeweilige Verwendung zu bestimmen. Ein bewährter Ansatz ist die 60-30-10-Regel, die aus der Innenarchitektur stammt, sich aber ebenso gut im Webdesign anwenden lässt. Diese Regel hilft, ein visuell angenehmes und harmonisches Design zu schaffen, das den Benutzer nicht überfordert. Demnach gilt:

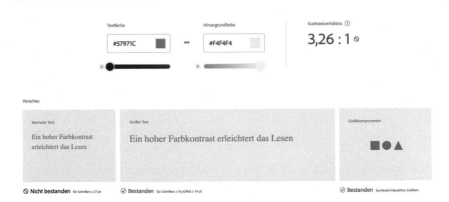

Abb. 5.24 Screenshot: Überprüfung eines Farbkontrasts mit dem Color Contrast Analyzer von Adobe. (Quelle: Adobe Color. color.adobe.com/de/create/color-contrast-analyzer. Zugegriffen: 14.02.2024)

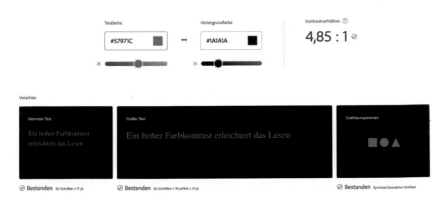

Abb. 5.25 Screenshot: Überprüfung eines Farbkontrasts mit dem Color Contrast Analyzer von Adobe. (Quelle: Adobe Color. color.adobe.com/de/create/color-contrast-analyzer. Zugegriffen: 14.02.2024)

- Zu 60 % wird die die dominante Farbe eingesetzt, die damit die allgemeine Tonalität der Website bestimmt.
- 30 % entfallen auf die Sekundärfarbe, die die Hauptfarbe kontrastiert und ergänzt.
- Bei 10 % wird die Akzentfarbe verwendet, um die Aufmerksamkeit auf bestimmte Elemente zu lenken.

Farben spielen eine wichtige Rolle, wenn es darum geht, Benutzer durch eine Website zu führen und ihre Interaktionen zu steuern. Sanfte, neutrale Farben beispielsweise eignen sich hervorragend für Hintergründe und für Bereiche mit längeren Texten, um die Lesbarkeit zu optimieren. Kontrastreiche Akzentfarben für Call-to-Action-Buttons oder Links stellen sicher, dass der Benutzer klar erkennt, wo eine Aktion erforderlich ist. Kontrast spielt generell eine wichtige Rolle, indem er eine Unterscheidung zwischen Elementen schafft. Elemente mit hohem Kontrast, zum Beispiel dunkler Text auf hellem Hintergrund, heben sich in der Regel stärker ab und werden als wichtiger wahrgenommen.

5.3.5 Die verschiedenen Bereiche einer Webseite

Eine einzelne Webseite besteht in der Regel aus einem Kopfbereich (Header), einem Inhaltsbereich (Body) und einem Fußbereich (Footer). Außerdem wird manchmal mit einer oder zwei Seitenspalten (Sidebar) rechts, links oder auf beiden Seiten gearbeitet.

Bei einer einfachen Praxis-Website enthält der Header das Logo der Praxis. Viele Studien belegen, dass Sprecher von Sprachen, die von links nach rechts gelesen werden, zuerst auf die linke Seite schauen. Das Element, das dort steht, findet daher oft die größte Beachtung. Deshalb ist dies der richtige Platz für Ihr Logo (Whitenton 2016). Dort dient es als visuelles Erkennungszeichen Ihrer Praxis und stärkt die Markenidentität. Außerdem erleichtert es durch die prominente Position die Navigation, da es in der Regel mit der Startseite verlinkt ist. Der zweite Hauptbestandteil des Headers ist die Hauptnavigation. Sie enthält Links zu den wichtigsten Seiten, etwa zu den Übersichtsseiten, zur Teamvorstellung und zur Online-Terminvereinbarung. Zusätzliche Funktionen wie Suchfunktionen, Sprachauswahl oder Links zu Hilfe-Seiten können hier ebenfalls eingebunden werden.

Der Body enthält den Hauptinhalt Ihrer Website. Das können Texte, Bilder, Videos, Tabellen, Karten, Grafiken, Diagramme, Links, Downloads, Formulare usw. sein.

Der Footer schließt jede Seite ab und bietet Raum für wiederkehrende Informationen wie Kontaktdaten, Öffnungszeiten, Navigationselemente oder rechtliche Hinweise.

Eine Sidebar wird häufig für eine Subnavigation genutzt, kann aber auch wichtige Kurzinformationen präsentieren. Eine Subnavigation ist ein neben der Hauptnavigation zusätzliches Navigationsmenü auf einer Website, das den Zugang zu Unterkategorien der Hauptbereiche ermöglicht.

5.3.6   Richten Sie Elemente einheitlich aus

Sobald klar ist, welche Bausteine für die Gestaltung einer Website benötigt werden, folgt die Phase der visuellen Konzeption. Beginnen Sie mit einfachen Skizzen, die als visuelle Grundlage dienen und zu detaillierten, auf einem Raster (Grid) basierenden Wireframes weiterentwickelt werden können (s. Abb. 5.26).

▶ **Tipp** Mit einem Design-Tool wie Figma (www.figma.com/de) können Sie Ihre Website visuell planen und Layouts erstellen, die auf allen Ausgabegeräten gut aussehen.

Dieses Raster fungiert als unsichtbares Rückgrat der Website. Alle Elemente werden exakt daran ausgerichtet, um eine konsistente Platzierung auf verschiedenen Seiten wie der Startseite, Übersichts- oder Detailseiten zu gewährleisten. Darüber hinaus ermöglicht das Grid die Erstellung responsiver Layouts, die sich flexibel an unterschiedliche Bildschirmgrößen anpassen.

▶ **Tipp** Binden Sie Nutzer frühzeitig in den Designprozess ein und testen Sie Prototypen iterativ mit realen Nutzern, um ein nutzerzentriertes und praxisnahes Endprodukt zu gewährleisten.

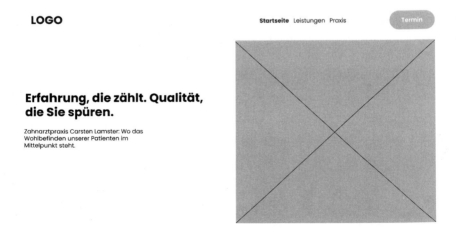

Abb. 5.26 Wireframe. (Quelle: eigene Darstellung)

5.4 Die perfekte Startseite

Insbesondere für Ihre Startseite bzw. Homepage sind die Ergebnisse einer Studie der NNGroup wichtig (Fesselnden 2018). Danach scrollen Nutzer zwar mehr als früher, aber der spannendste Teil des Website-Designs bleibt nach wie vor der erste Bildschirminhalt. Besucher verbringen rund 57 % ihrer Betrachtungszeit auf der Seite oberhalb der sogenannten Fold (das ist die untere Kante der Ansicht. Für alles, was unter der Fold steht, muss der Nutzer scrollen). Der Bereich „above the fold" sollte also die wichtigste Information über Ihre Praxis enthalten. Platzieren Sie dort den Inhalt mit der höchsten Priorität.

Folgendes hat sich bewährt:

- Hauptüberschrift (Headline): ein kurzer, prägnanter Text, der die Aufmerksamkeit des Besuchers auf sich zieht und deutlich macht, worum es auf der Website oder im Unternehmen geht.
- Unterüberschrift (Subheadline): ein unterstützender Text, der die Hauptüberschrift erklärt oder ergänzt.
- visuelle Elemente: große, auffällige Bilder, Videos oder Grafiken, die die Botschaft unterstützen und emotional oder visuell ansprechend sind.
- Navigationselemente: Elemente, die dem Besucher helfen, sich auf der Website zurechtzufinden und zu weiteren Informationen oder Abschnitten zu gelangen.
- Call-to-Action (CTA): eine Handlungsaufforderung, zum Beispiel eine Schaltfläche oder ein Link, der den Besucher auffordert, eine bestimmte Handlung auszuführen, etwa einen Anruf zu tätigen, mehr zu erfahren, einen Online-Termin zu vereinbaren, einen Kurs näher kennenzulernen usw. (s. Abb. 5.27).

Wirksame Call-to-Action-Buttons sollten:

- groß genug sein, um wahrgenommen zu werden
- sich durch eine auffällige Farbe vom Hintergrund abheben
- klare und handlungsorientierte Worte verwenden und
- an strategisch günstigen Stellen platziert sein

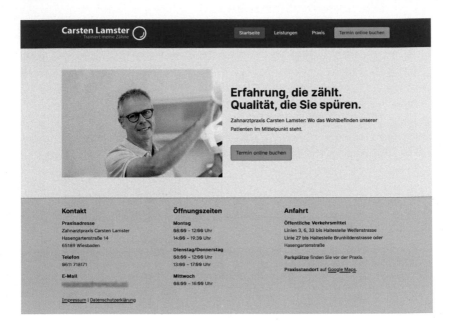

Abb. 5.27   Screenshot: Startseite einer Zahnarztpraxis. (Quelle: eigene Darstellung)

Literatur

Fesselnden T (2018) Scrolling and Attention. www.nngroup.com/articles/scrolling-and-att
    ention. Zugegriffen: 13.08.2023
Friedman V (2021) 10 Principles Of Good Web Design. www.smashingmagazine.com/2008/
    01/10-principles-of-effective-web-design. Zugegriffen: 23.08.2023
Gibbons S, Gordon K (2021) Why Does a Design Look Good? www.nngroup.com/articles/
    why-does-design-look-good. Zugegriffen: 24.10.2022
Kollé L (2017) What is „digital minimalism"? www.lilykolle.com/blog/2017/7/26/what-is-
    digital-minimalism. Zugegriffen: 21.01.2021
Nielsen J (1999) Do Interface Standards Stifle Design Creativity? www.nngroup.com/art
    icles/do-interface-standards-stifle-design-creativity. Zugegriffen: 03.05.2020.
Whitenton K (2016) Website Logo Placement for Maximum Brand Recall. www.nngroup.
    com/articles/logo-placement-brand-recall. Zugegriffen: 02.02.2022

Achten Sie auf Barrierefreiheit   6

Barrierefreiheit im Web bedeutet, dass ein Webprojekt von möglichst vielen Menschen – auch solchen mit körperlichen oder geistigen Behinderungen – auf möglichst vielen Geräten genutzt werden kann (s. Abb. 6.1). Dies gilt sowohl für Menschen mit einer dauerhaften Behinderung als auch für Menschen mit vorübergehenden Einschränkungen.

Es gibt viele Formen von Barrieren, die Menschen mit Beeinträchtigungen betreffen können. Physische Orte ohne Rampen können Menschen im Rollstuhl daran hindern, ein Gebäude zu betreten oder über einen Bürgersteig zu fahren. Im Internet können fehlende Beschriftungen, Bilder ohne Alternativtexte, Videos ohne Untertitel, Transkription oder Audiobeschreibung, komplexe Navigationen, überladene Seitenlayouts, ein geringer Farbkontrast oder eine Animation, die nicht angehalten werden kann, für Schwierigkeiten sorgen.

6.1   Barrierefreiheit dient allen

Barrierefreiheit kommt auch Menschen ohne Behinderung zugute. Untertitel bei Audio- oder Videodateien sind wichtig für gehörlose Menschen, aber auch eine Person, die in einer lauten Umgebung arbeitet, wird sie als wertvoll empfinden. Versetzen Sie sich in die Lage einer Person, die in hellem Sonnenlicht mit einem Tablet arbeitet. Für sie ist ein hoher Kontrast wichtig.

© Der/die Autor(en), exklusiv lizenziert an Springer Fachmedien Wiesbaden GmbH, ein Teil von Springer Nature 2024
J. Naumann, *Die Praxis-Website*, https://doi.org/10.1007/978-3-658-44655-0_6

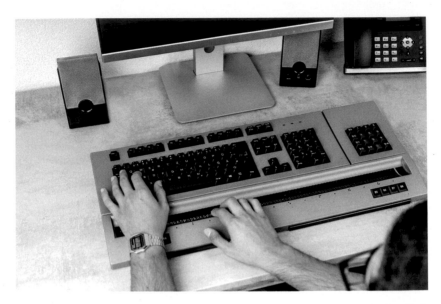

Abb. 6.1 Junger Mann an einem Blindenarbeitsplatz mit Braillezeile. Eine Braillezeile ist ein assistierendes Gerät, das Text für Blinde in Brailleschrift umwandelt. Zu weiteren assistiven Technologien gehören Screenreader, die Texte vorlesen, Vergrößerungssoftware, die Bildschirminhalte vergrößert, Sprachsteuerungssysteme, die eine Bedienung ohne Tastatur oder Maus ermöglichen, sowie alternative Eingabegeräte, die Kopf- oder Augenbewegungen in Cursorbewegungen umsetzt. (Quelle: Help Tech GmbH)

▶   Steigern Sie Ihr Verständnis für Barrierefreiheit, indem Sie sich Videos ansehen, die die Auswirkungen und Vorteile von barrierefreiem Webdesign für Menschen mit Behinderungen und alle anderen Nutzer veranschaulichen. Diese Einblicke sind für die Gestaltung einer wirklich barrierefreien Website unerlässlich.

- www.w3.org/WAI/perspective-videos (Web Accessibility Perspectives Videos: Explore the Impact and Benefits for Everyone)
- axesslab.com/tech-youtubers (Videos of people with disabilities using tech)
- www.youtube.com/playlist?list=PLTqm2yVMMUKVxQ6eYth4_vvb M3IcrSPIk (TetraLogical: Browsing with assistive technology)

6.2   Worauf Sie bei Barrierefreiheit achten sollten

Denken Sie bei Ihren Überlegungen zur Barrierefreiheit daran, dass wir alle im Laufe unseres Lebens mit Seh-, Hör-, Bewegungs- und kognitiven Behinderungen konfrontiert sein können. Einige Behinderungen sind sichtbar, andere unsichtbar. Viele Beeinträchtigungen, wie mentale Veränderungen oder psychische Erkrankungen wie Ängste und Depressionen, sind von außen nicht erkennbar.

- Sehbehinderungen reichen von leichtem bis vollständigem Sehverlust auf einem oder beiden Augen über Farbenfehlsichtigkeit als ein Symptom verschiedener Behinderungen bis hin zu Sehstörungen wie Tunnelblick.
- Hörbehinderungen können in leichtem bis vollständigem Hörverlust auf einem oder beiden Ohren bis hin zu Hörstörungen, bei denen die Betroffenen einige Töne hören können, andere jedoch nicht, bestehen.
- Körperliche Behinderungen werden manchmal als „motorische Behinderungen" bezeichnet und umfassen Schwäche und Einschränkung der Muskelkontrolle, Gelenkerkrankungen (zum Beispiel Arthritis), körperliche Schmerzen, Lähmungen und das Fehlen von Gliedmaßen.
- Kognitive, lernbedingte und neurologische Behinderungen können Auswirkungen auf das Hören, die Motorik, das Sehen, das Sprechen und das Verstehen von Informationen haben, beeinträchtigen aber nicht unbedingt die Intelligenz einer Person (siehe Abschn. 9.3).

6.3   Wichtige Schritte auf dem Weg zur barrierefreien Website

Die Web Content Accessibility Guidelines (WCAG) 2.2 enthalten eine Reihe Empfehlungen und Standards, um Webinhalte für Menschen mit Behinderungen zugänglicher zu machen. Sie wurden vom World Wide Web Consortium (W3C) entwickelt.

▶   **Hintergrund** Die inoffizielle deutsche Übersetzung einer früheren Version (WCAG 2.1) finden Sie auf outline-rocks.github.io/wcag/translations/WCAG21-de.

Einige Punkte, die für bessere Zugänglichkeit Ihrer Website sorgen, sind:

- Alternativtext: Alternativtext, auch bekannt als Alt-Text, ist die Beschreibung eines Bilds oder einer Grafik (s. Abb. 6.2). Dieser Text wird gegebenenfalls anstelle des Bilds angezeigt (s. Abb. 6.3). Das kann dann der Fall sein, wenn Benutzer in langsamen Netzwerken unterwegs sind und die Bildanzeige deaktiviert haben. Wenn Screenreader oder andere assistierenden Technologien verwendet werden, stellt der Alt-Text sicher, dass sehbehinderte Menschen auf alle Informationen in Ihren Bildern zugreifen können.

Aus der Praxis

Ein Alt-Text für ein Foto der Rezeption einer Praxis lautet: Rezeptionsmöbel mit dekorativem Blumenstrauß vor braunem Schrank mit Ordnern.◄

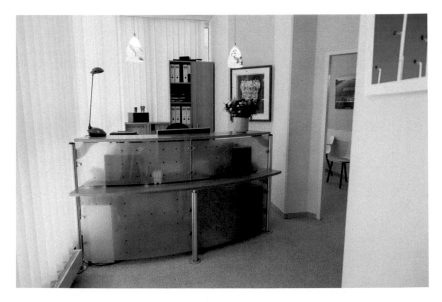

Abb. 6.2   Blick zur Rezeption einer Praxis. (Quelle: Carsten Lamster)

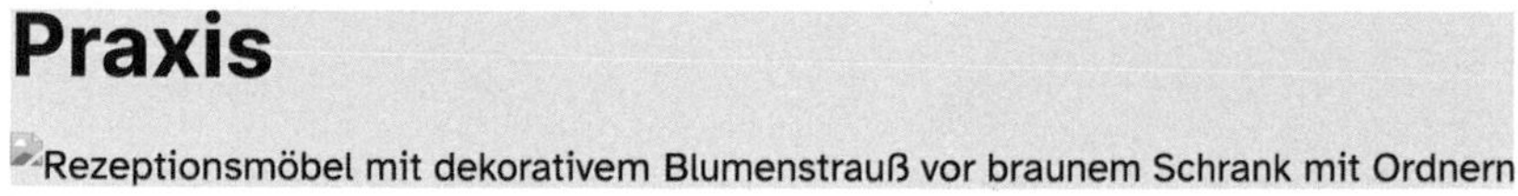

Praxis

Rezeptionsmöbel mit dekorativem Blumenstrauß vor braunem Schrank mit Ordnern

Abb. 6.3 Screenshot: alternative Textbeschreibung (Alt-Text) für den Fall, dass Bilder nicht geladen werden. Bilder werden nicht geladen, wenn eine langsame Internetverbindung besteht, der Nutzer die Anzeige von Bildern aus Gründen der Datensparsamkeit oder wegen technischer Fehler, Browser-Einstellungen oder Content-Blockern deaktiviert hat. (Quelle: Carsten Lamster)

- Tastaturbedienung: Für viele Menschen mit Behinderungen ist die Tastatur das wichtigste Eingabegerät. Daher ist es wichtig, dass Ihre Website vollständig mit der Tastatur bedient werden kann.
- Semantisches HTML: Die Semantik beschäftigt sich mit den Bedeutungen sprachlicher Zeichen und Zeichenfolgen. Mithilfe von semantischem HTML strukturieren Sie den Inhalt einer Seite und stellen damit seine Zugänglichkeit sicher. Jedes HTML-Element beschreibt die Art des Inhalts, den es darstellt. So enthält das <h1>-Element eine Überschrift der Ebene 1, ein <p>-Element einen Textabsatz oder das <ul>-Element eine ungeordnete Liste mit <li>-Elementen.
- Seitentitel: Seitentitel identifizieren Webseiten im Browser. Ohne einen beschreibenden Seitentitel weiß cin Nutzer nicht, welche Seite in einem Tab geöffnet ist und worum es darin geht – es sei denn, er navigiert zu dieser Seite und durchsucht ihren Inhalt (siehe Abschn. 8.2).
- Festlegen der Sprache: Screenreader müssen die Sprache der Seite kennen, um den Inhalt in natürlicher Sprache ausgeben zu können, damit er von den Benutzern verstanden wird.
- Beschreibende Linktexte: Beschreibende Linktexte helfen allen Nutzern, da sie den Zweck eines Hyperlinks anzeigen, ohne dass ausschließlich visuelle Hinweise vorhanden sind. Dies ist besonders wichtig für Nutzer, die auf unterstützende Technologien wie Screenreader oder Tastaturnavigation angewiesen sind. Screenreader können Hyperlinks nur anhand ihrer Aktivierbarkeit und des zugehörigen Textes erkennen. Wenn ein Screenreader auf einen Hyperlink stößt, dessen Linktext nicht beschreibend ist, versteht der Benutzer möglicherweise nicht, wohin der Hyperlink führt. Das erschwert die Navigation auf der Website.
- Untertitel und Transkripte bei Video- und Audiodateien: Untertitel und Transkripte erleichtern den Zugang zu Video- und Audioinhalten, indem sie eine Textalternative zum Ton in Videos bieten. Untertitel zeigen das gesprochene Wort auf dem Bildschirm an, während Transkripte eine schriftliche

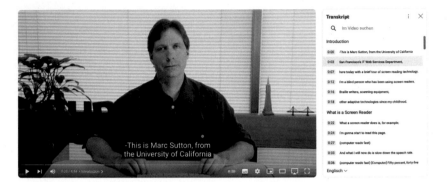

Abb. 6.4 Screenshot: Screen Reader Demo for Digital Accessibility mit Untertiteln und Transkript. (Quelle: YouTube. www.youtube.com/watch?v=dEbl5jvLKGQ. Zugegriffen: 20.02.2024)

Aufzeichnung des Gesagten liefern (s. Abb. 6.4). Beides hilft gehörlosen oder schwerhörigen Menschen, den Ton in Videos und Audiomitschnitten zu verstehen.

- Kontrast: Kontrast bezieht sich auf den Unterschied zwischen Vordergrundinformation (zum Beispiel Text) und Hintergrund (der auch ein Bild sein kann). Ist der Kontrast zu gering, haben Benutzer mit Sehbehinderungen Schwierigkeiten, die Informationen auf Ihrer Website zu lesen oder wahrzunehmen. Daher ist ein hoher Kontrast wichtig.

▶ **Websites auf Barrierefreiheit prüfen**

- Mit einem sogenannten Color Contrast Checker lässt sich der Kontrast überprüfen.
- WAVE (wave.webaim.org) ist ein Tool, mit dem Sie eine Webseite auf die wichtigsten Punkte der Barrierefreiheit hin untersuchen können (s. Abb. 6.5).
- WhoCanUse (whocanuse.com) ist ein Tool, um die Auswirkungen von Farbkontrasten auf Menschen mit unterschiedlichen Sehbehinderung zu testen (s. Abb. 6.6).
- Der A11Y – Color blindness empathy test (vinceumo.github. io/A11Y-Color-Blindness-Empathy-Test) hilft, verschiedene Formen von Farbenblindheit und visueller Unschärfe zu verstehen (s. Abb. 6.7 und 6.8).

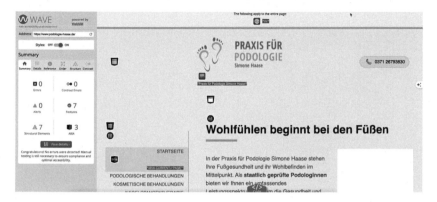

Abb. 6.5 Screenshot: Auswertung der Website https://www.podologie-haase.de. (Quelle: WAVE. www.wave.webaim.org/report#/ https://www.podologie-haase.de. Zugegriffen: 03.03.2024)

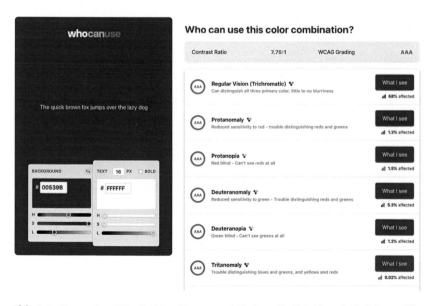

Abb. 6.6 Screenshot: WhoCanUse. Kontrastverhältnis weiße Schrift zu dunkelblauem Hintergrund. (Quelle: www.whocanuse.com/?bg=00539b&fg=ffffff&fs=16&fw=. Zugegriffen: 22.09.2023)

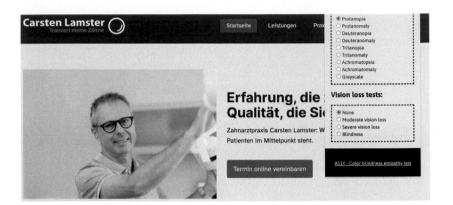

Abb. 6.7 Screenshot: Simulation von Protanopie. Die Protanopie ist eine Form der Farb-fehlsichtigkeit, bei der die Wahrnehmung von Rot aufgehoben ist. Die Simulation zeigt, wie Menschen mit dieser Form der Farbenblindheit Farben wahrnehmen. (Quelle: eigene Darstellung)

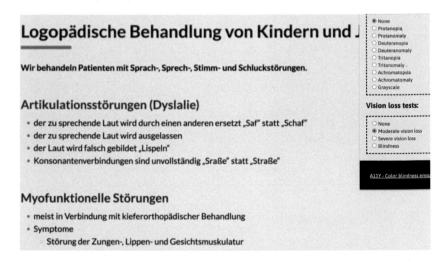

Abb. 6.8 Screenshot: Simulation einer moderaten visuellen Unschärfe. Damit kann gezeigt werden, wie sich Sehstörungen wie eine leichte Weitsichtigkeit oder ein beginnender grauer Star auf das Sehvermögen auswirken. (Quelle: eigene Darstellung)

► **Kursempfehlung**
„Learn Accessibility" (web.dev/learn/accessibility)

Literaturempfehlung
Hellbusch, J E und Probiesch, K (2011) Barrierefreiheit verstehen und umsetzen. dpunkt.verlag, Heidelberg

Wie Sie Ihre Website umsetzen können   7

Sie haben verschiedene Möglichkeiten, eine Website zu realisieren. Die Entscheidung hängt von verschiedenen Faktoren ab: Ihren Zielen, den speziellen Anforderungen, Ihrem verfügbaren finanziellen und zeitlichen Budget sowie Ihren Fähigkeiten.

7.1   Wählen Sie einen Domainnamen

Egal, auf welchem Weg Sie Ihre Website umsetzen, Sie benötigen in jedem Fall einen Domainnamen. Das ist die Internet-Adresse, unter der eine Website online zu finden ist. Die Website zu diesem Buch beispielsweise hat die Domain www.diepraxiswebsite.de.

7.1.1   Worauf kommt es bei der Domain an?

Domains sind hierarchisch aufgebaut und in verschiedene Teile unterteilt. Ganz am Ende steht die Top-Level-Domain (TLD). Wenn Sie in Deutschland tätig sind, bietet sich das länderspezifische .de an. Die TDL für Österreich ist .at, die für die Schweiz .ch. Sind Sie international tätig, können Sie auch zu Endungen wie .com greifen. Seit 2014 gibt es auch stadt- und regionalspezifische TDL wie .berlin, .hamburg, .koeln oder .bayern und .nrw. Sie sollen einen regionalen Bezug herstellen. Im Medizin- und Gesundheitsbereich haben branchenspezifische Endungen wie .clinic, .dentist, .fitness oder .surgery Einzug gehalten. Ihr Ziel ist, eine intuitive Zuordnung von Websites zu bestimmten Themen zu erleichtern.

© Der/die Autor(en), exklusiv lizenziert an Springer Fachmedien Wiesbaden GmbH, ein Teil von Springer Nature 2024
J. Naumann, *Die Praxis-Website*, https://doi.org/10.1007/978-3-658-44655-0_7

Der mittlere Teil der Internet-Adresse, die sogenannte Second-Level-Domain, ist für die meisten Menschen wahrscheinlich der wichtigste Teil. Er sollte den Inhalt der Website beschreiben und Schlüsselwörter oder geografische Bezeichnungen enthalten. Indem Sie Ihre Fachrichtung im Domainnamen unterbringen, bieten Sie Patienten unmittelbar Orientierung. Sie verbessern das Branding Ihrer Praxis und verdeutlichen, welche Versorgung Sie anbieten.

▶   **Wichtig** Für die Praxisnachfolge ist es interessant, wenn die Domain nur das Fachgebiet der Praxis, nicht aber den Namen des Praxisinhabers enthält. So ist die Praxismarke nur auf das Fachgebiet und die angebotenen Leistungen ausgerichtet und nicht auf den Namen des ursprünglichen Praxisinhabers.

Die wichtigsten Punkte bei der Wahl des Domainnamens sind (Deges 2020):

- Der Domainname unterscheidet sich klar vom direkten unmittelbaren Wettbewerb.
- Der Domainname ist kurz, prägnant und einfach.
- Der Domainname ist unverwechselbar und einzigartig.
- Der Domainname ist gut zu merken, wohlklingend auszusprechen und eignet sich phonetisch für die Weiterempfehlung durch Mundpropaganda sowie für Audio-Werbung.
- Der Domainname ist leicht zu schreiben und wenig bis gar nicht anfällig für Falschschreibweisen und Tippfehler.
- Der Domainname enthält ein aufmerksamkeits- und reichweitenstarkes Keyword.

Aus der Praxis

Eine auf Kinderzahnheilkunde spezialisierte Praxis in Hintertupfingen hat den Domainnamen kinderzahnarzt-hintertupfingen.de gewählt.◄

7.1.2   Wie Sie einen Domainnamen registrieren

Um eine Domain für Ihre Praxis zu beanspruchen, besuchen Sie die Website des Providers Ihrer Wahl und geben Ihre Wunschdomain ein. Das Suchergebnis zeigt

Ihnen, ob die Domain bereits vergeben oder noch frei ist. Die Domainsuche bei bekannten Providern finden Sie hier:

- www.hosteurope.de/Domain-Namen (HostEurope)
- www.one.com/de/domains (One.com Group AB)
- www.strato.de/domains/domain-check (Strato AG)
- www.ionos.de/domains/domain-check (IONOS SE)
- www.df.eu/de/domains (domainfactory)

▶ **Praxis-Tipp** Achten Sie bei der Auswahl des Providers neben Preis und Verfügbarkeit auch auf den Kundenservice: Lokale Anbieter bieten oft einen persönlicheren Service und sind bei Problemen schnell und ohne lange Wartezeiten erreichbar.

Nach der Registrierung ist es ebenso wichtig, einen zuverlässigen Hosting-Service zu wählen, der Ihre Website sicher und jederzeit erreichbar hält. Achten Sie bei der Auswahl auf Zuverlässigkeit, qualifizierten Kundensupport und umfassende Sicherheitsfunktionen. Vergleichen Sie die Dienstleistungen und lesen Sie unabhängige Bewertungen, um einen Anbieter zu finden, der Ihren spezifischen Bedürfnissen entspricht.

7.2   Möglichkeiten, Ihre Website selbst aufzusetzen

Heutzutage ist es relativ problemlos möglich, den eigenen Online-Auftritt aufzusetzen, zu gestalten und im Anschluss selbst zu pflegen. Welcher Weg für Sie der richtige ist, hängt von Ihrem technischen Können und Ihren Ansprüchen an Design und Funktionalität ab.

7.2.1   Praktisch, aber oft nur mit eingeschränkten Funktionen: Website-Baukästen

Mithilfe eines Website-Baukastens können Sie auch ohne tiefergehende technische Kenntnisse einen eigenen Online-Auftritt erstellen. Plattformen wie Jimdo, WIX, Squarespace und andere arbeiten mit vordefinierten Designvorlagen (Templates) und Drag-and-Drop-Funktionalitäten. Das ist ein benutzerfreundlicher Ansatz, um Ihre Website intuitiv nach Ihren individuellen Vorlieben zu gestalten. Ihre Praxis erscheint im Internet mit einer persönlichen Note, ohne dass Sie dafür in die Tiefen der Webentwicklung eintauchen müssen. Bei der Auswahl des geeigneten Website-Baukastens sollten Sie aber auf mögliche Einschränkungen bei Funktionalität und Anpassbarkeit achten.

Bekannte Anbieter von Baukastenlösungen (Stand Juni 2024) sind:

- Jimdo (de.jimdo.com)
- WIX (de.wix.com)
- Squarespace (www.squarespace.com)
- Weebly (www.weebly.com/de)
- Webflow (webflow.com)
- DomainFactory (www.df.eu/de/homepage-baukasten)
- Webnode (de.webnode.com)
- Strato (www.strato.de/homepage-baukasten)
- 1&1 (homepage.1und1.de/homepage-baukasten)

7.2.2 Etwas anspruchsvoller, aber auch flexibler: Content-Management-Systeme (CMS)

Ein Content-Management-System (CMS) wie Wordpress oder Joomla bietet Ihnen die Möglichkeit, Ihre Inhalte dynamisch zu verwalten und zu organisieren. Tiefere Programmierkenntnisse benötigen Sie auch hier nicht, aber etwas technisches Knowhow erleichtert den Zugang. Zudem brauchen Sie die Bereitschaft, sich mit dem System regelmäßig zu beschäftigen und beispielsweise Updates zu installieren. Beachten Sie, dass ein CMS höhere Kosten für Hosting und Wartung verursachen kann.

CMS-Systeme erlauben Ihnen im Vergleich zu Website-Baukästen eine stärkere Individualisierung der Website. So ist es in vielen Fällen möglich, die Website flexibel durch zusätzliche Module oder Plugins zu erweitern. Damit können Sie den Funktionsumfang Ihres Online-Auftritts ganz nach Ihren Wünschen gestalten.

Bekannte Content-Management-Systeme (Stand Juni 2024) sind:

- Wordpress (de.wordpress.org)
- Joomla (www.joomla.de)
- Drupal (www.drupal.de)
- Contao (contao.org/de)
- Typo3 (typo3.org)
- Neos CMS (www.neos.io/de)

- Craft CMS (www.craftcms.com)
- Kirby (getkirby.com)

▶ **Nicht übertreiben**
Wenn Sie eine kleine Website für Ihre Praxis planen, die nur zehn bis 15 Seiten umfasst, brauchen Sie sich keine Gedanken über ein kompliziertes Inhaltsverwaltungssystem, ein sogenanntes Content-Management-System (CMS), zu machen. Bei einer so überschaubaren Anzahl von Seiten reicht ein einfaches System völlig aus.

7.2.3 Die eigene Realisierung mit HTML und CSS

Wenn Sie über solide Kenntnisse der Webentwicklung verfügen oder bereit sind, sich diese anzueignen, eröffnet Ihnen die Erstellung einer statischen Website mit HTML (Hypertext Markup Language), CSS (Cascading Style Sheets) und bei Bedarf JavaScript zahlreiche Vorteile. Dieser Ansatz bietet volle Kontrolle, zuverlässige Leistung und ist häufig sicherer, da er weniger anfällig für Angriffe aus dem Internet ist. Darüber hinaus sind statische Seiten besonders wartungsarm und schnell ladend, was besonders in Krisensituationen wie Naturkatastrophen oder Pandemien von Vorteil ist, wenn viele Menschen gleichzeitig nach Informationen suchen und die Serverlast plötzlich stark ansteigen kann.

Neben diesen bekannten Methoden gibt es weitere fortschrittliche Technologien und Plattformen, die eine Vielzahl von maßgeschneiderten Webprojekten unterstützen können.

▶ **Webentwicklung lässt sich lernen**
Kurse zu wichtigen Themen im Bereich Webdesign und -entwicklung: web.dev/learn?hl=de
Hahn M (2024) Webdesign. Rheinwerk Verlag, Bonn

7.3 Beauftragen Sie eine Agentur

Möglicherweise kommen Sie irgendwann an den Punkt, zu dem Sie die Hilfe eines externen Dienstleisters in Anspruch nehmen möchten – etwa, weil Ihnen die Ressourcen fehlen, die Aufgabe zu schwierig ist oder die Anforderungen zu

komplex sind. In einem solchen Fall schalten Sie eine Agentur ein, die für Sie
Ihren Online-Auftritt realisiert. Behalten Sie dennoch Ihren Einfluss auf die Entwicklung Ihrer Website, indem Sie die Agentur sorgfältig auswählen, gründlich
briefen und ihre Arbeit kontrollieren.

7.3.1   Finden Sie den richtigen Partner

Eine fruchtbare Zusammenarbeit hängt nicht nur von den Fähigkeiten aufsei-
ten der Agentur ab, sondern auch von persönlichen Eindrücken, gegenseitigem
Respekt und gutem Verständnis. Bevor Sie einen professionellen Partner beauf-
tragen, bereiten Sie Ihre Wahl gründlich vor und beachten folgende Aspekte:

- Betrachten Sie die Websites verschiedener Agenturen kritisch hinsichtlich
  ihres Designs, Benutzerfreundlichkeit und Aktualität. Achten Sie besonders
  auf eine klare Struktur, intuitive Navigation und ob die Websites auch auf
  mobilen Geräten gut funktionieren.
- Erkundigen Sie sich, welche Agenturen Websites von Kollegen realisiert
  haben.
- Fragen Sie Kollegen, welche Erfahrungen sie bezüglich Zusammenarbeit,
  Kommunikation und die Einhaltung von Fristen und Budgets mit ihren jeweiligen Agenturpartnern gemacht haben. Aufschlussreich kann auch der Umgang
  mit Kundenfeedback sein.
- Erfragen Sie, ob der externe Dienstleister Erfahrung in Ihrer Branche hat.
  Das ist wichtig, da spezialisiertes Wissen zu effektiveren und zielgerichteten
  Lösungen führen kann.
- Lassen Sie sich Arbeitsproben und Referenzen zeigen und bewerten sie dar-
  aufhin, ob sie Ihren Qualitätsansprüchen genügen und ob die Projekte ähnlich
  zu Ihren Anforderungen sind.
- Verlangen Sie ein detailliertes und seriöses Angebot.
- Lernen Sie den Dienstleister kennen. Gute Dienstleister nehmen sich in
  der Regel Zeit für Interessenten und reagieren nicht mit oberflächlichen
  Antworten.

7.3.2 Erstellen Sie ein aussagekräftiges Briefing

Die Basis für eine erfolgversprechende Zusammenarbeit mit einem Dienstleister ist ein aussagekräftiges, detailliertes Briefing. Darin sind alle für Ihre Praxis relevanten Informationen, eine klare Definition der Problemstellung, die Aufgaben, die Verantwortlichkeiten etc. enthalten. Folgende Informationen sind für einen Dienstleister interessant und dienen typischerweise als Pflichtenheft bei einem Outsourcing-Vertrag:

Praxisprofil

- Wer sind Sie und in welcher Branche sind Sie tätig?
- Was sind Ihre Dienstleistungen und Produkte?
- Was sind die Geschäftsmodelle, Werte und Einnahmequellen Ihres Unternehmens?

Ziele und Absichten

- Was möchten Sie mit der neuen Website erreichen? Denken Sie an Ihre SMART-Ziele.

Zielgruppen

- Wen wollen Sie ansprechen?
- Welche Probleme Ihrer Zielgruppe wollen Sie lösen?

Mitbewerber

- Was machen Ihre Konkurrenten gut und was schlecht?

Projektübersicht

- Welche Struktur, Seiten und Funktionen soll Ihre Website zeigen?
- Welche Technologien und Integrationen werden benötigt?

Inhalt und Pflege

- Wie oft werden neue Inhalte erstellt?
- Wer wird die Website pflegen?

Budget und Termine

- Welches Budget steht zur Verfügung?
- Wann soll die Website fertig sein?

Aus der Praxis

Briefing für eine Website für eine Physiotherapiepraxis, die auf Rückenschmerzen spezialisiert ist:
   Praxisprofil

- Name: RückenFit Physiotherapie
- Leitung: Dr. Anna Müller
- Standort: Hauptstraße 123, 45678 Musterstadt
- Beschreibung: spezialisiert auf physiotherapeutische Behandlungen bei
  Rückenschmerzen, seit zehn Jahren in Musterstadt

Ziele und Absichten

- Vorstellung der therapeutischen Leistungen
- Informationen für Patienten über Rückenschmerzen und deren Behandlung
- Möglichkeit zur Online-Terminvereinbarung
- Besonderheiten: Workshop-Angebote, Spezialbehandlungen

Zielgruppen

- Menschen mit Rückenschmerzen oder Rückenproblemen
- Hausärzte, die Patienten überweisen

Mitbewerber

- BalanceBody Physiotherapie & Yoga: Praxis, die Yoga-Kurse anbietet, um
  Haltungsschäden vorzubeugen und Rückenschmerzen zu behandeln.
- GesundRücken Zentrum: Bietet neben klassischer Physiotherapie auch
  innovative Schmerztherapie-Verfahren wie Triggerpunktbehandlung und
  manuelle Therapie speziell für Rückenleiden an.

Projektübersicht

- Gestaltung: klar, beruhigend, Logo und Farbgebung vorhanden
- Entwicklung: statische Website, mobile-freundlich, Möglichkeit der Online-Terminvereinbarung

Inhalt und Pflege

- Artikel rund um das Thema Rückenschmerzen
- Keine regelmäßigen, häufigen Aktualisierungen

Budget und Deadline

- Budget: 5000 bis 7000 EUR
- Zeitrahmen: drei Monate◄

Literatur

Deges, F (2020) Quick Guide Domainmanagement. Springer Gabler, Wiesbaden

Optimieren Sie Ihre Website für Suchmaschinen

8

Suchmaschinenoptimierung (engl. Search Engine Optimization, SEO) ist der Prozess, eine Website durch technische, strukturelle und inhaltliche Maßnahmen zu verbessern. Sie hat zum Ziel, den Online-Auftritt in den Ergebnislisten von Suchmaschinen auf den vorderen Plätzen zu platzieren. Die vier wichtigsten Bereiche sind technische SEO, Inhalt, OnPage-SEO und OffPage-SEO.

Für lokale Unternehmen wie medizinische oder therapeutische Praxen ist darüber hinaus die lokale Suchmaschinenoptimierung (engl. Local SEO) von großer Bedeutung. Local SEO optimiert Ihre Präsenz für Standortsuchen und hilft potenziellen Patienten in Ihrer Umgebung, Sie online zu finden.

8.1 Grundwissen zu Suchmaschinen

Suchmaschinen kennen wir alle. Wer in den Weiten des Internets nach einer bestimmten Information, einer Dienstleistung oder einem Produkt sucht, geht zu Google, Bing, DuckDuckGo oder einer anderen Suchmaschine, gibt dort einen Suchbegriff oder eine Suchphrase ein und startet die Suche. Im Anschluss erhält er eine Ergebnisliste mit Websites, die zu seiner Suchanfrage passen, und kann diese über einen Klick ansteuern.

Je weiter oben eine Seite in dieser Ergebnisliste steht, desto größer ist die Wahrscheinlichkeit, dass der Suchende sie sieht und auswählt. Diese Position, auch Ranking genannt, bestimmt also die Sichtbarkeit Ihrer Website. Stehen Sie zu weit unten auf der Ergebnisliste, hat Ihre Website also ein schlechtes Ranking,

J. Naumann, *Die Praxis-Website*, https://doi.org/10.1007/978-3-658-44655-0_8

sind Sie quasi unsichtbar. Hier kommt dann SEO ins Spiel, um Ihr Ranking zu verbessern.

8.1.1 Spider und Crawler durchsuchen das Netz

Der Prozess, mit dem Suchmaschinen Daten aus dem Web sammeln und indexieren, ist faszinierend und komplex. Ein grundlegendes Verständnis dieses Prozesses kann dabei helfen, effektive SEO-Strategien zu entwickeln.

Um herauszufinden, welchen Inhalt Ihre Website und Ihre Webseiten haben, nutzen Suchmaschinen sogenannte Spider oder Crawler. Das sind automatisierte Roboter, die das Internet durchforsten, von Link zu Link springen und dabei Informationen sammeln: Worum geht es auf dieser Webseite? Wie nützlich ist der Inhalt? Wie schnell lädt die Webseite? Die Ergebnisse dieser Informationssammlung ordnet der Crawler in einem riesigen Katalog an, dem sogenannten Index. Auf diese Weise werden alle zusammengetragenen Daten in strukturierter Form gespeichert. Startet nun ein Nutzer eine Suchanfrage, muss die Suchmaschine nur auf den Katalog zugreifen und die passenden Ergebnisse in einer Liste zusammenstellen und anzeigen. Wie gut Ihre Inhalte gecrawlt und indiziert werden können, ist Gegenstand der technischen SEO. Google berücksichtigt dabei verschiedene Faktoren – über 200 verschiedene Faktoren sollen das Ranking beeinflussen (Dean 2023, s. Abb. 8.1). Dazu gehören unter anderem die Wörter, die in der Suchanfrage verwendet wurden, die Qualität des Inhalts, die Relevanz und Nützlichkeit der Webseiten im Index, die Verlässlichkeit von Quellen sowie Standort und Einstellungen.

▶   **Aus der Praxis** Wichtig ist zu verstehen, dass SEO nicht einfach ein Schalter ist, den Sie einmal umlegen und um den Sie sich dann nie wieder kümmern müssen. Vielmehr gilt es, die eigene Website in einem kontinuierlichen Prozess zu pflegen und zu optimieren. Der österreichische SEO-Experte Alexander Rus meint, „dass man sich die Sichtbarkeit verdienen muss. Wer hier kurzfristig denkt, hat das Spiel nicht verstanden." (Rus 2023).

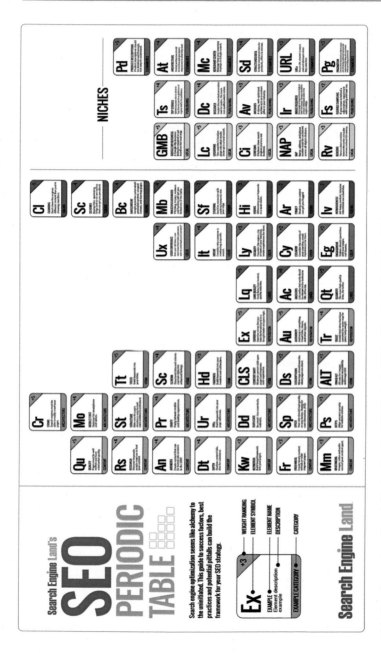

Abb. 8.1 Screenshot: Search Engine Land's SEO Periodic Table. Die „Periodic Table of SEO Factors" von Search Engine Land ist eine visuelle Darstellung der Schlüsselelemente der Suchmaschinenoptimierung. Sie zeigt, wie verschiedene Faktoren das Ranking einer Webseite beeinflussen. (Quelle: Search Engine Land. downloads.searchengineland.com/rs/727-ZQE-044/images/SEL_2106_SEOPerTabl.pdf. Zugegriffen: 02.09.2023)

8.1.2 Die wichtigste Suchmaschine: Google

Die alles beherrschende Suchmaschine ist nach wie vor Google. Bei rund 95 % aller Suchanfragen über mobile Endgeräte wie Smartphones oder Tablets wurde in Deutschland im September 2023 Google herangezogen. Auch bei der Desktop-Suche war Google mit etwa 80 % Marktführer (Lohmeyer 2023). Dahinter folgte Bing mit einem Marktanteil von knapp 13 %. Das bedeutet, dass die meisten Menschen, die im Internet nach Informationen suchen, dies über Google tun. Daher ist die Optimierung für Google für die meisten Website-Betreiber von größter Bedeutung, um eine hohe Online-Sichtbarkeit zu erreichen.

Google aktualisiert seinen Suchalgorithmus viele Male pro Jahr. Was gestern noch funktioniert hat, tut dies heute möglicherweise schon nicht mehr. Einige Änderungen haben nur geringfügige Auswirkungen, während sich andere erheblich auf das Ranking auswirken können. Der Grund für die häufigen Änderungen des Google-Algorithmus liegt in der Verpflichtung des Unternehmens, seinen Nutzern die bestmöglichen Suchergebnisse zu liefern.

▶   **Mehr zu Google-Suche** Über die Grundpfeiler der Google-Suche können Sie sich auf www.google.com/search/howsearchworks/our-app
roach informieren.

8.2 OnPage-SEO

OnPage-SEO bezieht sich auf die Optimierung des Inhalts und des HTML jeder Seite, auf die sinnvolle Verwendung von Schlüsselwörtern, Handlungsaufforderungen, Meta-Beschreibungen und eine gute Nutzererfahrung.

Auch wenn jetzt viel von Suchmaschinen und speziell von Google die Rede war, sollten Sie immer die Nutzer in den Mittelpunkt Ihrer SEO-Bemühungen stellen. Grundsätzlich gilt: Was Ihren Nutzern gefällt, gefällt auch Google und Co.

Letztendlich geht es bei der Suchmaschinenoptimierung darum, Website-Besucher anzuziehen, die zu Patienten, Kunden und Klienten werden. Veröffentlichen Sie Artikel und besetzen Sie Themen, die Ihre Zielgruppe interessieren. Denken Sie zurück an die Überlegungen, die Sie zu Ihren Themen und Inhalten angestellt haben (siehe Kap. 3). Liefern Sie Ihren Website-Besuchern zum Beispiel Informationen über Ihren Service oder den Wert Ihrer Dienstleistung.

8.2.1 Lernen Sie Keywords kennen

Der entscheidende Schritt bei der Suchmaschinenoptimierung ist, hochwertige Informationen für diejenigen Keywords (Schlüsselwörter) zur Verfügung zu stellen, nach denen Ihre Zielgruppe sucht. Keywords sind die Suchbegriffe oder auch Suchphrasen, die in den Suchleisten eingetragen werden, um eine Suche zu starten. Wenn ein Nutzer mit einem Keyword sucht, zu dem Sie passende Inhalte liefern – also beispielsweise eine entsprechende Dienstleistung anbieten oder entsprechendes Expertenwissen aufbereiten – sollte Ihre Webseite weit oben in der Ergebnisliste auftauchen.

Denken Sie an den Patienten zurück, der angesichts seiner Beschwerden bei einer Suchmaschine die Keywords „dicke Wange ohne Schmerzen" eingibt. Er hat ein reales Problem, für das er online nach Informationen und Lösungen sucht. Wenn Sie Menschen mit genau diesen Beschwerden als Patienten gewinnen wollen, verfassen Sie einen Artikel, in dem Sie über diese „dicke Wange ohne Schmerzen" aufklären und Fragen beantworten. In diesem Text sollten die Keywords dann im Titel, in den Zwischenüberschriften und im Text auftauchen. Suchmaschinen gleichen die vermuteten Absichten des Nutzers mit den Inhalten auf Ihrer Website ab. Kommt der Algorithmus zum Schluss, dass Sie genau den Content liefern, den der Nutzer sucht, hat Ihre Webseite gute Chancen auf einen oberen Platz in der Ergebnisliste.

8.2.2 Wie Sie Keywords finden

Als Arzt oder Therapeut fragen Sie sich vielleicht: „Mit welchen Begriffen kann ich meine Praxis online sichtbar machen?" Eine der effektivsten Methoden, die richtigen Schlüsselwörter zu finden, besteht darin, Ihren Patienten zuzuhören. Achten Sie darauf, wie diese ihre Beschwerden beschreiben, welche Fragen sie stellen, welche Begriffe sie verwenden etc. Denken Sie auch an Ihre eigene Sprache: Mit welchen Worten erklären Sie Diagnosen und Behandlungen? Mit welchen Metaphern oder Beispielen veranschaulichen Sie komplexe Sachverhalte? Denn genau das sind die Keywords, Suchbegriffe und Phrasen, die Ihre potenziellen Patienten in eine Suchmaschine eingeben.

Daneben gibt verschiedene Online-Tools, die Ihnen bei der Keyword-Recherche helfen können. Die bekanntesten sind:

- Google Keyword-Planer (ads.google.com/intl/de_de/home/tools/keyword-planner)

- Ubersuggest (neilpatel.com/de/ubersuggest)
- Semrush Keyword Magic Tool (de.semrush.com/analytics/keywordmagic/start)
- AnswerThePublic (answerthepublic.com/de, s. Abb. 8.2)

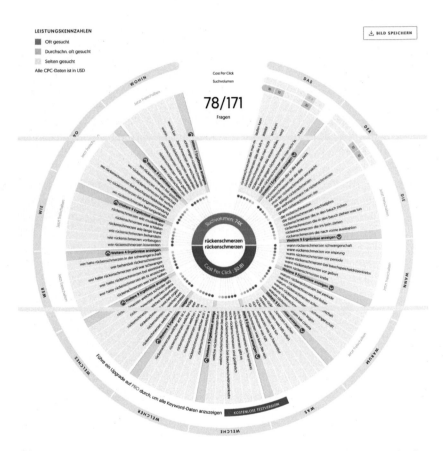

Abb. 8.2 Screenshot: Suche nach verwandten Begriffen über Rückenschmerzen mit „AnswerThePublic". Die Website „AnswerThePublic" sammelt und katalogisiert Suchanfragen von Nutzern, um Einblicke in Suchtrends und Themen zu bestimmten Schlüsselwörtern zu geben, die als Grundlage für die Erstellung von Inhalten und SEO-Strategien dienen. Die Suchdaten werden visualisiert, um die häufig gestellten Fragen und verwandte Begriffe aufzeigen. (Quelle: AnswerThePublic. answerthepublic.com/de. Zugegriffen: 13.02.2024)

Diese Tools zeigen Ihnen, wie oft nach bestimmten Begriffen gesucht wird. Außerdem erhalten Sie Vorschläge für ähnliche Keywords, an die Sie selbst vielleicht noch gar nicht gedacht haben. Anhand der Ergebnisse können Sie planen, mit welchen Keywords Sie die größten Aussichten haben, viele Besucher auf Ihre Website zu locken.

▶   **Vorsicht** Wählen Sie nicht einfach die Keywords, die das höchste Suchvolumen versprechen. Wichtiger ist, dass die Keywords für Ihre Praxis und Ihre Patienten relevant sind.

8.2.3   Arbeiten Sie mit Themenclustern

Zu Beginn Ihrer Recherche benötigen Sie einen weit gefassten Suchbegriff, der sich als Themencluster eignet. Bei einem Themencluster handelt es sich um ein Bündel aus Themen, die inhaltlich zusammengehören und sich jeweils in eigenen Artikeln bearbeiten lassen. Das gibt Ihnen die Möglichkeit, sich auf die wichtigsten Keywords des Clusters zu konzentrieren, die Sie mit den verschiedenen Beiträgen ansprechen möchten.

Für Themencluster bestimmen Sie ein Hauptthema (auch „Pillar Content" genannt), das Sie durch eine Reihe von Unterthemen (auch „Cluster Content" genannt) ergänzen und unterstützen. Indem Sie das Hauptthema mit den Clusterinhalten verlinken, zeigen Sie den Suchmaschinen, dass es sich um verwandte Inhalte zu einem gemeinsamen Thema handelt. Dieser Ansatz hilft, die thematische Autorität Ihrer Website in Suchmaschinen zu erhöhen und bessere Suchergebnisse zu erzielen.

Bei der Identifikation der Unterthemen hilft Ihnen die Funktion „Google Suggest". Dabei ergänzt Google den Suchbegriff schon während der Eingabe automatisch durch Suchwörter, die oft mit dem eingetragenen Keyword kombiniert werden (s. Abb. 8.3). Notieren Sie sich die vorgeschlagenen Vorschläge und nutzen Sie sie als Basis für Ihre Planung (s. Abb. 8.4, 8.5).

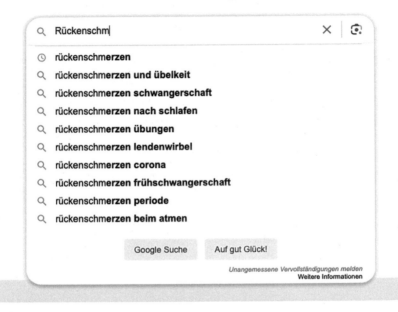

Abb. 8.3   Screenshot: Suche mit Google nach Informationen über Rückenschmerzen. Während des Tippens eines Suchwortes werden bereits beliebte Suchwörter aufgelistet. (Quelle: Startseite. Google LLC. www.google.de. Zugegriffen: 19.10.2023. Google und das Google-Logo sind Marken von Google LLC und dieses Buch wird in keiner Weise von Google unterstützt oder ist mit Google verbunden.)

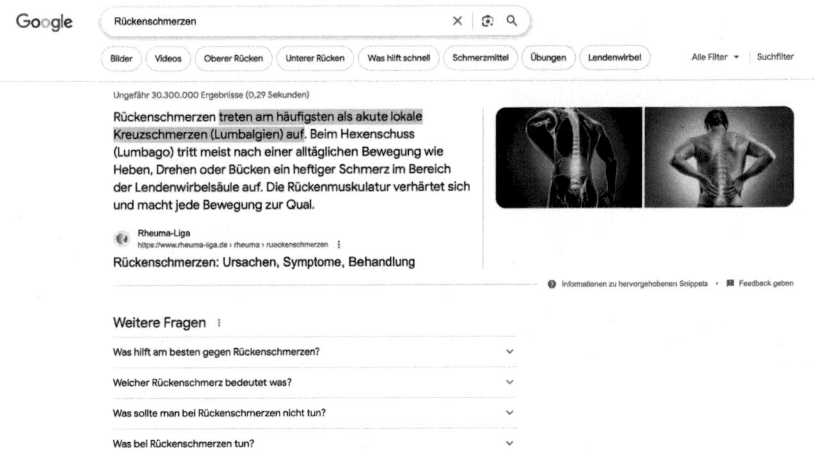

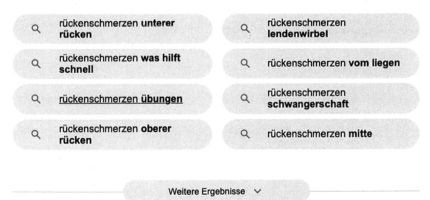

Abb. 8.4 Screenshot: Suchergebnisseite Rückenschmerzen mit „Weitere Fragen". Das sind Fragen, die häufig in der Google Suche vorkommen. (Quelle: Startseite. Google LLC. www. google.de. Zugegriffen: 06.03.2024)

Abb. 8.5 Screenshot: Suchergebnisseite Rückenschmerzen, ähnliche Suchanfragen von anderen Nutzern. (Quelle: Startseite. Google LLC. www.google.de. Zugegriffen: 19.10.2023)

8.2.4 Die Qualitätssicherung durch Google

Webseiten mit Themen, die erhebliche Auswirkungen auf die Gesundheit oder Sicherheit von Menschen haben, bezeichnet Google als „Your Money or Your Life"-Seiten oder „YMYL"-Seiten. Sie werden in einem kontinuierlichen Prozess durch externe Evaluatoren überprüft (Google 2022).

Um Fehlinformationen zu vermeiden, bewertet die Suchmaschine „YMYL"-Seiten nach strengsten Standards und berücksichtigt dabei Faktoren wie Autorität, Fachwissen oder Vertrauenswürdigkeit (E-A-T: Expertise, Authoritativeness, Trustworthiness, Google 2019). 2022 hat Google diese drei Faktoren um einen weiteren Faktor „Experience" (Erfahrung) erweitert. Die Evaluation bewertet den Inhalt auch danach, ob er mit einer gewissen Erfahrung erstellt wurde. E-E-A-T (oder auch „Double-E-A-T") ist jetzt Teil der aktualisierten Richtlinien für Evaluatoren, um die Qualität zu bewerten (Google 2022).

▶   **Qualität prüfen** Die von Ihnen erstellten Inhalte können Sie selbst bewerten: developers.google.com/search/docs/fundamentals/cre ating-helpful-content?hl=de.

8.2.5 Title-Tag, Meta-Description und mehr

Der Title-Tag ist das HTML-Element, das den Titel Ihrer Webseite festlegt und in der Ergebnisliste der Suchmaschinen angezeigt wird. Er wird im sogenannten Head-Bereich des HTML-Codes einer Webseite definiert und ist eines der wichtigsten SEO-Elemente der OnPage-Optimierung. Ein aussagekräftiger, individueller Titel gibt sowohl dem Nutzer als auch der Suchmaschine einen Hinweis darauf, wie relevant eine Seite für die Suchanfrage ist. Obwohl er auf der eigentlichen Webseite selbst nicht direkt angezeigt wird, erscheint der Titel in den Suchergebnissen typischerweise als blauer Link (s. Abb. 8.6).

Bringen Sie im Title-Tag unbedingt das wichtigste Keyword für die Webseite unter, vermeiden Sie es aber, zu viele Keywords zu nutzen. Setzen Sie das Schlüsselwort an die erste Stelle. Beziehen Sie auch den Praxisnamen in den Title-Tag ein. Das Muster, nach dem Sie diese Elemente gestalten sollten, lautet: Main Keyword – Secondary Keyword – Praxisname. Kurze Titel sind leichter zu lesen als lange. Um zu verhindern, dass der Title-Tag in der Google-Ergebnisliste abgeschnitten wird, sollte er zwischen 50 und 59 Zeichen lang sein.

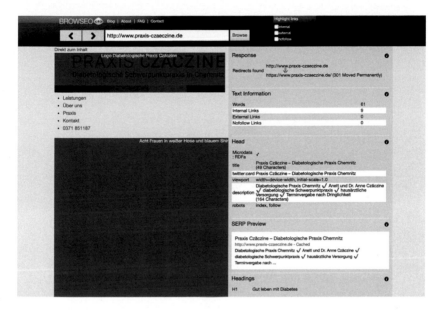

Abb. 8.6 Screenshot: Startseite einer diabetologischen Praxis mit Browseo. Browseo ist ein Browser, mit dem Sie Webseiten aus der Perspektive einer Suchmaschine betrachten können. (Quelle: www.browseo.net/?url=http%3A%2F%2Fwww.praxis-czaeczine.de. Zugegriffen: 13.02.2024)

Aus der Praxis

Eine Zahnärztin in Innsbruck hat sich auf ästhetische Zahnmedizin speziali-siert. Ein guter Titel für ihre Startseite könnte sein:
Ästhetische Zahnmedizin in Innsbruck – Dr. Musterfrau.◄

Unter dem Title-Tag steht in den Suchergebnissen die Meta-Description, also die Metabeschreibung. Sie ist eine kurze Zusammenfassung des Inhalts Ihrer Seite. Zusammen mit dem Titel soll sie den Nutzer davon überzeugen, dass diese Web-seite die interessanteste und hilfreichste Ressource zu dem von ihm gesuchten Thema ist.

Eine gute Meta-Description informiert den Nutzer darüber, was ihn auf Ihrer Seite erwartet. Dabei erhält jede Webseite eine eigene Beschreibung. Sie

sollte zwischen 150 und 160 Zeichen einschließlich Leerzeichen und Inter-
punktion lang sein, das Keyword oder die Suchphrase enthalten und mit einer
Handlungsaufforderung schließen.

Aus der Praxis

Die Meta-Description der Angebotsseite für eine Dienstleistung wie Zahnauf-
hellung/Bleaching einer Zahnarztpraxis könnte lauten:
   Strahlende weiße Zähne durch Zahnaufhellung/Bleaching bei Zahnarzt
Dr. Naumann. Professionell, sanft, effektiv und schonend. Termin unter
[Telefonnummer] vereinbaren.◄

Alternativtext, auch bekannt als Alt-Text, ist die Beschreibung eines Bilds oder
einer Grafik (siehe Abschn. 6.3). Dieses Element ist nicht nur für die Barrierefreiheit Ihrer Website wichtig, sondern auch für Ihre SEO-Bemühungen. Die Crawler
der Suchmaschinen werten es aus, sodass es einen Einfluss auf Ihr Ranking hat.
Im Idealfall bringen Sie in der Bildbeschreibung noch einmal ein Keyword unter.

8.3   OffPage-SEO

OffPage-SEO bedeutet, Autorität zu entwickeln, um Vertrauen und Rankings zu
verbessern. Das umfasst alle Maßnahmen zur Optimierung einer Website, die über
deren eigene Grenzen hinausgehen. Im Mittelpunkt steht dabei der Linkaufbau.
Dabei steigern Sie über qualitativ hochwertige Backlinks (also Links von anderen Webseiten auf Ihre Webseiten) die Reputation und Expertise Ihrer Website.
Stellen Sie bei den Backlinks Qualität vor Quantität und vermeiden Sie Methoden, die gegen die Richtlinien der Suchmaschinen verstoßen könnten. Backlinks
entstehen besser auf natürliche Weise, indem Sie wertvolle Inhalte erstellen und
teilen, ohne dass Sie eine direkte Anfrage an einen anderen Website-Betreiber
stellen müssen.
   Das Teilen von Fachwissen in Gastbeiträgen und das Beantworten von
Anfragen von Journalisten und Content-Erstellern als Experte sind wesentliche
Bestandteile eines effektiven Linkaufbaus. Darüber hinaus erhöhen Einträge in
Branchenverzeichnissen und die aktive Teilnahme an Diskussionen in Foren und
sozialen Netzwerken die Sichtbarkeit und Autorität der eigenen Website. Insbesondere für eine örtliche Präsenz ist die Einbindung in lokale SEO-Strategien
über lokale Verzeichnisse und Backlinks von entscheidender Bedeutung.

8.4 Technische Suchmaschinenoptimierung

Zur Suchmaschinenoptimierung gehört auch die sogenannte technische Suchmaschinenoptimierung. Ohne sie sind alle anderen Bemühungen vergeblich, das gilt insbesondere dann, wenn eine Website erhebliche technische Probleme aufweist oder gar nicht erst indexiert werden kann. Bei der technischen SEO geht es um Struktur, Geschwindigkeit, mobile Nutzbarkeit Ihrer Website sowie viele andere technische Aspekte.

8.4.1 Verbessern Sie Website-Performance

Warten Sie gern? Vermutlich nicht. Zumindest warten Internetuser nicht gern, bis sich eine Webseite im Browser aufgebaut hat. Laut Google werden 53 % der Besuche wahrscheinlich abgebrochen, wenn das Laden der Seiten länger als drei Sekunden dauert (Shellhammer und Neel 2016). Die Ladegeschwindigkeit ist aber nicht nur für Besucher wichtig, sondern spielt auch eine wesentliche Rolle bei der Bewertung einer Website durch Suchmaschinen. 2020 hat Google die sogenannten „Core Web Vitals" eingeführt (Google 2020). Dabei handelt es sich um eine Reihe spezifischer Faktoren, die das Unternehmen als zentral für die allgemeine Nutzererfahrung von Webseiten erachtet. Die wichtigsten Punkte sind:

- Wie schnell wird der Inhalt einer Seite geladen?
- Wie schnell wird eine Seite interaktiv und reagiert?
- Bleibt die Anordnung der Inhalte auf der Website stabil, während man sie benutzt, oder verschieben sich Inhalte unerwartet?

Prüfen Sie daher, wie schnell Ihre Inhalte angezeigt werden, beispielsweise auf pagespeed.web.dev. Die Ergebnisse werden in Form verschiedener Metriken dargestellt, die unterschiedliche Aspekte der Benutzererfahrung messen (s. Abb. 8.7). Überprüfen Sie diese Metriken und nehmen Sie Optimierungen vor, um sowohl die Benutzererfahrung als auch das Suchmaschinenranking zu verbessern.

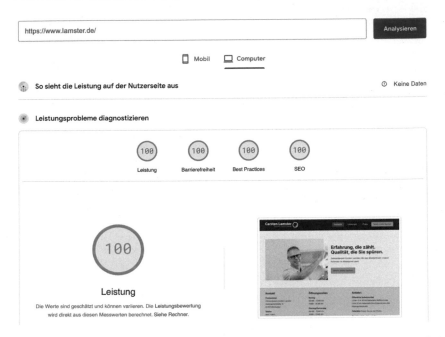

Abb. 8.7 Screenshot: Analyse einer Webseite. (Quelle: PageSpeed Insights. pagespeed. web.dev/analysis/https-www-lamster-de/hgbnvdedlt?form_factor=desktop.   Zugegriffen: 13.02.2024)

▶   **Überprüfen Sie die Bildgröße** Ein häufiger Grund für lange Ladezeiten sind große Bilddateien. Komprimieren und verkleinern Sie diese gegebenenfalls, um Ihre Website schneller zu machen (s. Abb. 8.8).

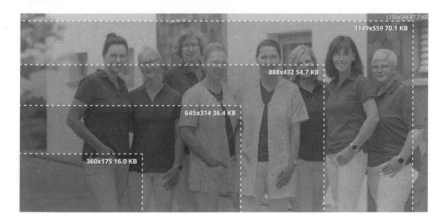

Abb. 8.8 Screenshot: Bildverkleinerung mit dem Responsive Image Generator. Das Tool hilft, Bilder so anzupassen, dass sie auf jedem Gerät optimal dargestellt werden. Zudem wird durch schnellere Ladezeiten die Leistung der Website verbessert. (Quelle: Responsive Image Breakpoints Generator. www.responsivebreakpoints.com. Zugegriffen: 13.02.2024)

8.4.2   Website fehlerfrei darstellen

So wie Sie Ihre Praxis sauber und ordentlich halten, sollten Sie das auch mit Ihrer Website tun. Werden alle Bilder korrekt geladen? Haben sie jeweils alternative Texte, was für die Barrierefreiheit wichtig ist? Funktionieren die Links? Ist der Text flüssig und gut lesbar? Sind Ihre Texte frei von Rechtschreib- und Grammatikfehlern? Wird die Website in den verschiedenen Browsern korrekt angezeigt? Gibt es Fehler in der Programmierung? Gehen Sie Ihre Seite durch und beheben Sie vorhandene Fehler. Das ist wie ein Gesundheitscheck für Ihre Website.

8.4.3   Sicherheit geht vor

Genauso wie Sie die Patienteninformationen in Ihrer Praxis sicher aufbewahren, sollten Sie auch die Informationen auf Ihrer Website schützen. Eine HTTPS-Verschlüsselung ist ein unverzichtbarer Teil davon und ermöglicht sicheres

Surfen. Es ist, als würden Sie eine Alarmanlage für Ihre Website installieren, um sicherzustellen, dass keine ungebetenen Besucher hereingelassen werden.

8.4.4   Strukturierte Daten

Strukturierte Daten liefern Suchmaschinen detaillierte Informationen über den Inhalt einer Webseite. Sie verwenden ein standardisiertes Format, das von Schema.org definiert wurde, um Webseiten so zu kennzeichnen, dass Suchmaschinen den Kontext und die Bedeutung bestimmter Daten besser verstehen können. Dies ermöglicht eine präzisere Indexierung. Die Darstellung Ihrer Website in den Suchergebnissen wird dadurch verbessert, weil beispielsweise lokale Geschäftsinformationen, Auszüge aus FAQs oder Veranstaltungshinweise direkt in den Suchergebnissen angezeigt werden.

8.5   Warum lokale Suchmaschinenoptimierung für Ihre Praxis wichtig ist

Lokale Suchmaschinenoptimierung (Local SEO) setzen Sie ein, um Ihre Website für lokale Suchanfragen zu optimieren. Damit sorgen Sie dafür, dass Menschen in Ihrer Nähe Ihre Praxis leichter finden können. Wenn ein User bei Google beispielsweise „Zahnarzt" eingibt, dann unterstellt die Suchmaschine ihm, auf der Suche nach einem Zahnarzt zu sein, der sich in seiner Umgebung befindet. Daher schlägt sie ihm auf Basis der Nutzerdaten Zahnarztpraxen rund um seinen Standort vor. Die aus Google-Sicht wichtigsten erscheinen im sogenannten Local Snack Pack, das sind die lokalen Suchmaschinenresultate, die in Kombination mit Google Maps angezeigt werden. Diese Local Snack Packs werden immer dann ausgespielt, wenn Google bei der Suchanfrage einen lokalen Bezug vermutet (s. Abb. 8.9). Ihr Ziel sollte es sein, mit Ihrer Website in diesem Local Snack Pack vertreten zu sein.

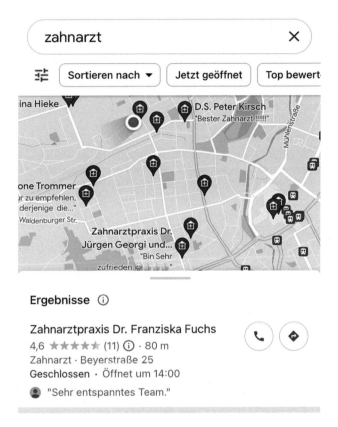

Abb. 8.9 Screenshot: lokale Suche nach Zahnarzt. (Quelle: Startseite. Google LLC. www. google.de. Zugegriffen: 09.11.2023)

8.5.1   Richten Sie Ihr Google-Unternehmensprofil ein

Die lokale Suchmaschinenoptimierung können Sie durch verschiedene Maßnahmen verbessern. Eine der wichtigsten ist, ein Google Unternehmensprofil (www.google.com/intl/de_de/business) einzurichten. Dabei handelt es sich um einen kostenlosen Eintrag bei Google, mit dem Sie Ihre Praxis präsentieren und wesentliche Informationen hinterlegen können. Zu diesen zählen:

- Informationen wie Öffnungs- und Sprechzeiten und Telefonnummern
- angebotene Gesundheitsdienste sowie Diagnose- und Behandlungsverfahren
- Logo, Fotos, Bilder und Diagramme
- Links für Termine
- Interaktion mit Patienten wie die Reaktion auf Bewertungen und Beantwortung von Fragen

Im Anschluss können Sie Ihren Eintrag durch Google verifizieren lassen. Damit bestätigen Sie gegenüber der Suchmaschine, dass Sie tatsächlich der Inhaber der genannten Praxis sind. So erhalten Sie volle Kontrolle über Ihren Eintrag und können später Änderungen vornehmen – beispielsweise die Öffnungstermine an Feiertage anpassen – oder Beiträge verfassen.

8.5.2   Weitere lokale SEO-Maßnahmen

Daneben sollten Sie Ihre Webseiten selbst immer wieder für lokale Suchanfragen optimieren. Die Initiative Schema.org bietet zum Beispiel spezielle strukturierte Datenformate, die für die lokale Suchmaschinenoptimierung nützlich sind. Indem Sie lokale Informationen wie Ihren Standort, Öffnungszeiten und lokale Schlüsselwörter mit Schema-Markups versehen, können Sie Suchmaschinen genauere Informationen zur Verfügung stellen. Die wiederum tragen dazu bei, dass Sie in lokalen Suchergebnissen besser gefunden wird.

Schließlich sollten Sie mit Ihrer Praxis auch in Verzeichnissen und Branchenbüchern wie www.gelbeseiten.de sowie auf Webseiten von Städten, Gemeinden und regionalen Zeitungen präsent sein. Von hier erhalten Sie Backlinks, die sich auf das Abschneiden in den Suchergebnissen auswirken.

8.6   Ihre Praxis auf anderen Plattformen

Im Netz sind Sie nicht nur mit Ihrer eigenen Website präsent. Auch auf Bewertungsportalen wie Jameda oder auf Google ist Ihre Praxis mit hoher Wahrscheinlichkeit schon gelistet, ob Sie dies wollen oder nicht.

8.6.1 Die Bedeutung von Online-Empfehlungen wächst

Patienten haben die Möglichkeit, auf diesen und anderen Plattformen Bewertungen zu hinterlassen. Solche Online-Patientenbewertungen und -empfehlungen gewinnen zunehmend an Bedeutung. Immer mehr Menschen nutzen das Internet, um nach Gesundheitsdienstleistungen zu suchen und sich über potenzielle Anbieter zu informieren. Empfehlungen spielen damit eine entscheidende Rolle. Sie tragen wesentlich dazu bei, neue Patienten für Ihre Praxis zu gewinnen. Über positive Rezensionen können Sie das Vertrauen potenzieller Patienten gewinnen und Ihre lokale Präsenz stärken. Mit ihnen können Sie Vertrauen sowie Glaubwürdigkeit aufbauen und sich von anderen abheben.

▶ **Bitten Sie um Empfehlungen** Bitten Sie Ihre bestehenden Patienten aktiv um Empfehlungen. Wenn diese mit Ihren Leistungen und dem Service zufrieden sind, werden sie diesem Wunsch wahrscheinlich gern nachkommen.

8.6.2 Überwachen Sie die Online-Bewertungen

Überwachen Sie aktiv die Online-Bewertungen und -Empfehlungen, um sicherzustellen, dass eine positive Online-Präsenz aufrechterhalten wird. Sollte es einmal zu einer negativen Bewertung können, ist das unangenehm. Dennoch ist es wichtig, professionell zu reagieren:

- Nehmen Sie Kritik ernst: Auch wenn es schwerfällt, negative Kommentare zu lesen, sollten Sie prüfen, ob sie gerechtfertigt ist. Überlegen Sie, ob es tatsächlich Probleme in Ihrer Praxis gibt, die Sie beheben sollten.
- Reagieren Sie höflich: Antworten Sie auf eine negative Bewertung, aber vermeiden Sie es, sich auf eine Diskussion mit dem Patienten einzulassen. Bitten Sie stattdessen bei gerechtfertigter Kritik um Entschuldigung und bieten Sie an, das Problem – gegebenenfalls gemeinsam mit dem Patienten – zu lösen.
- Respektieren Sie die Privatsphäre des Patienten: Gehen Sie in einer öffentlichen Antwort nicht auf spezifische medizinische Fragen oder Details ein. Diskutieren Sie solche Fragen nur in einem vertraulichen Umfeld.
- Erklären Sie Ihren Standpunkt: Wenn Sie der Meinung sind, dass eine Bewertung ungerechtfertigt oder falsch ist, legen Sie Ihren Standpunkt höflich dar

und stellen Sie die Fakten klar. Vermeiden Sie es, defensiv zu werden oder den Patienten anzugreifen.

- Bitten Sie um Aktualisierung oder Änderung der Bewertung: Wenn Sie das Problem lösen konnten oder der Patient seine Meinung geändert hat, bitten Sie ihn darum, seine Bewertung zu aktualisieren oder zu ändern.

Es ist wichtig, auf alle Bewertungen zu antworten, sowohl auf positive als auch auf negative. Damit vermitteln Sie dem Patienten, dass Sie seine Meinung schätzen. Eine angemessene und professionelle Antwort kann dazu beitragen, das Vertrauen der Patienten in Ihre Praxis zu stärken.

▶   **Hintergrundinformationen**
Eine Fundgrube für die Themen SEO und Content-Marketing ist die Website von Evergreen Media®: www.evergreenmedia.at.

Videos von Evergreen Media® auf dem größten deutschsprachigen SEO-YouTube-Kanal: www.youtube.com/channel/UCWnMxYOFVnfghBE_qa_39jw.

Startleitfaden von Google zur Suchmaschinenoptimierung: develo pers.google.com/search/docs/fundamentals/seo-starter-guide?hl=de.

Literatur

Dean B (2023) Google's 200 Ranking Factors: The Complete List. backlinko.com/google-ranking-factors. Zugegriffen: 02.10.2023

Google (2019) How Google Fights Disinformation. kstatic.googleusercontent.com/files/388aa7d18189665e5f5579aef18e181c2d4283fb7b0d4691689dfd1bf92f7ac2ea681 6e09c02eb98d5501b8e5705ead65af653cdf94071c47361821e362da55b.   Zugegriffen: 09.08.2023

Google (2022) Search Quality Rater Guidelines: An Overview. services.google.com/fh/files/misc/hsw-sqrg.pdf. Zugegriffen: 22.10.2023

Google Search Central (2020): Nutzerfreundlichkeit von Seiten analysieren – für ein besseres Web. developers.google.com/search/blog/2020/05/evaluating-page-experience?hl=de. Zugegriffen: 20.10.2023

Google Search Central (2022) Hilfreiche, vertrauenswürdige, nutzerorientierte Inhalte erstellen.   developers.google.com/search/docs/fundamentals/creating-helpful-content?hl=de. Zugegriffen: 22.10.2023

Lohmeyer L (2023) Marktanteile von ausgewählten Suchmaschinen bei der Desktop-Suche und bei der mobilen Suche in Deutschland im September 2023. de.statista.com/statistik/daten/studie/301012/umfrage/marktanteile-der-suchmaschinen-und-marktanteile-mobile-suche. Zugegriffen: 19.10.2023

Rus A (2023) Beste SEO-Agentur: Wie finde ich eine gute SEO-Firma? www.evergreen media.at/ratgeber/beste-seo-agentur. Zugegriffen: 06.08.2023

Shellhammer A, Neel, J (2016) The need for mobile speed. blog.google/products/admanager/the-need-for-mobile-speed. Zugegriffen: 04.01.2024

Wie Sie mit Texten punkten können 9

All die vielen Vorüberlegungen, Vorbereitungen und Umsetzungsmaßnahmen sind wichtig für den Erfolg Ihrer Website. Und dennoch können Sie mit Ihrer Online-Präsenz scheitern, wenn Sie Ihren Nutzern keine Texte liefern, die diese verstehen und gern lesen. Unverständliche und nicht zielgruppengerechte Texte sorgen dafür, dass Besucher Ihre Seiten schnell wieder verlassen und sich an anderen Stellen informieren.

9.1 Versetzen Sie sich in Ihre Besucher

Mit Einfühlungsvermögen und Verständnis für die Bedürfnisse und Ängste können Sie Content erstellen, der nicht nur informativ, sondern auch beruhigend und unterstützend ist. Leicht verständliche Erläuterungen zu einer bestimmten Krankheit oder Behandlungsmethode helfen Ihren Patienten, ihre eigene Situation besser zu verstehen.

9.1.1 Schreiben Sie für Laien

„Bei der Betrachtung von dorsalgischen Beschwerdebildern ist die Differenzierung zwischen radikulären und pseudoradikulären Schmerzsyndromen essenziell. Radikuläre Schmerzen sind häufig auf eine Nervenwurzelkompression zurückzuführen, die durch degenerative Veränderungen der Wirbelsäule wie Foraminalstenosen induziert werden kann. Im Gegensatz dazu sind pseudoradikuläre Schmerzen oft das Resultat myofaszialer Triggerpunkte, die eine referenzierte Schmerzausstrahlung ohne neurologische Defizite verursachen. Eine adäquate

J. Naumann, *Die Praxis-Website*, https://doi.org/10.1007/978-3-658-44655-0_9

Diagnosestellung erfordert daher eine umfassende klinische Evaluation sowie den Einsatz spezifischer diagnostischer Modalitäten."

oder

„Rückenschmerzen, die in Arme oder Beine ausstrahlen, können auf eine Nervenschädigung durch Druck auf die Nerven der Wirbelsäule hinweisen. Auf der anderen Seite können Schmerzen, die sich im Rücken ausbreiten, aber nicht in andere Körperteile ausstrahlen, von verspannten Muskeln oder Sehnen herrühren. Es ist wichtig, dass wir genau verstehen, woher Ihre Schmerzen kommen, damit wir die beste Behandlung für Sie finden können. Bei Ihrem Termin werden wir Ihre Symptome genau besprechen und können auch spezielle Tests durchführen, um die Ursache Ihrer Beschwerden zu ermitteln."

Welchen der beiden Texte wird ein Laie wohl besser verstehen?

Wenn Sie sich daran machen, Texte für Ihre Website zu schreiben, denken Sie immer daran, dass Sie einen immensen Wissensvorsprung vor Ihren Websitenutzern haben. Laut Prof. Frank Brettschneider, Kommunikationswissenschaftler an der Universität Hohenheim, verlieren Experten durch die ständige Beschäftigung mit ihrem Fachgebiet die Fähigkeit, sich in die Verständnisvoraussetzungen von Laien hineinzuversetzen. Das wiederum führt zur „Illusion der Einfachheit": Man bildet sich ein, klar und deutlich zu schreiben oder zu sprechen, obwohl die Kommunikationspartner kaum etwas verstehen (Universität Hohenheim 2023).

▶ **Immer an den Leser denken** Ihre Texte sollten nicht nur den Verstand, sondern auch das Herz ansprechen. Persönliche Geschichten, einfühlsame Formulierungen: Das sind die Elemente, die eine Verbindung zwischen Ihrer Praxis und Ihren Patienten herstellen.

Bevor Sie einen Text schreiben, fragen Sie sich daher:

- Für wen schreibe ich?
- Was wollen meine Leser?
- Was will ich erreichen?
- Wie bringe ich die jeweiligen Informationen für die richtige Person an den richtigen Ort?

9.1.2 Struktur sorgt für bessere Lesbarkeit

Texte im Internet zu lesen, ist anstrengend. Sie können die Lektüre Ihren Besuchern erleichtern, indem Sie die folgenden Empfehlungen berücksichtigen:

- Schreiben Sie so, dass Ihre Leser Sie verstehen.
- Unterteilen Sie längere Absätze in mehrere kürzere.
- Setzen Sie wichtige Informationen oder Schlüsselwörter an den Anfang eines Satzes, Abschnitts oder Dokuments.
- Verwenden Sie klare und auffällige Überschriften und Zwischenüberschriften. Eine gute Überschrift macht deutlich, dass der Benutzer sein (Informations-) Ziel erreicht, wenn er diesem bestimmten Weg folgt. Dies wird als „Informationsduft" bezeichnet. Dieser hilft dem Benutzer, bestimmte Inhalte zu finden und von einem Abschnitt zum nächsten zu gelangen. Überschriften mit einem schwachen Informationsduft machen den Zweck von Überschriften zunichte. Dann muss der Benutzer mehr Inhalte überfliegen, um zu entscheiden, ob der Text seine Fragen beantwortet.
- Verwenden Sie Formatierungstechniken wie Listen oder fettgedruckten Text, damit sich das Auge auf die wichtigsten Informationen konzentrieren kann.
- Lebendigkeit erzeugen Sie durch aktive Sprache. Formulieren Sie Ihre Sätze deshalb aktiv und direkt.

9.1.3 Passen Sie die Wortwahl an Ihre Leser an

Von Ihrer Zielgruppe und Ihren Absichten hängen auch Ihre Wortwahl und der Tonfall auf Ihrer Website ab. Jedes Element – vom Text bis zur Beschriftung von Schaltflächen – trägt zu dem Ton bei, mit dem Sie Ihre Nutzer ansprechen. Je nachdem, welchen Tonfall Sie verwenden, können Texte zum Thema „Rückenschmerzen" ganz unterschiedlich ausfallen:

- informativer Stil: „Wissenschaftliche Studien haben aufgezeigt, dass eine nicht ergonomische Sitzhaltung während der Arbeit im Homeoffice zu Rückenproblemen führen kann. Hierbei spielen Faktoren wie Sitzhöhe, Bildschirmposition und allgemeine Haltung eine erhebliche Rolle."
- unterstützender Stil: „Wir verstehen, dass lange Arbeitstage im Homeoffice eine Belastung für den Rücken sein können. Das ist eine Erfahrung, die viele von uns teilen, und es ist in Ordnung, wenn du damit Schwierigkeiten hast.

Gemeinsam können wir Lösungen finden, die dir helfen, deinen Arbeitstag angenehmer zu gestalten."

- ermutigender Stil: „Nehmen wir die Herausforderung an! Rückenschmerzen sind vielleicht ein bekannter Begleiter im Homeoffice, aber du hast die Kraft, dagegen anzukämpfen! Mit den richtigen Strategien und Übungen kannst du einen gesunden Rücken fördern und deine Lebensqualität aktiv verbessern. Du hast es in der Hand – legen wir los!"
- erzählender Stil: „Sarah bemerkte es zunächst kaum, wie sich die Anspannung in ihrem Rücken immer mehr verfestigte. Nach Monaten im Homeoffice, zwischen Couch und provisorischem Schreibtisch, meldete sich ihr Rücken mit einem stechenden Schmerz zu Wort. Doch das sollte nicht das Ende der Geschichte sein …"

9.2   Wecken Sie Emotionen mit Storytelling

Storytelling nutzt Geschichten, um Emotionen und Erinnerungen zu wecken und so Engagement und Loyalität zu steigern. Indem Sie Storytelling einsetzen, stellen Sie eine Verbindung zwischen Ihrer Praxis (Marke) und den Patienten (Kunden) her. Geschichten haben eine starke emotionale Wirkung auf Menschen. Sie helfen dabei, Vertrauen aufzubauen und komplexe Informationen leicht verständlich zu vermitteln.

9.2.1   Werden Sie persönlich

Storytelling muss nicht kompliziert sein. Erzählen Sie, was Ihre Praxis auszeichnet und wie Sie Patienten behandeln. Dies zeigt potenziellen Patienten, dass Sie sich um ihre Bedürfnisse kümmern und einzigartige Ansätze verfolgen. Stellen Sie Ihre Mitarbeiter vor und wie diese zu einer positiven Atmosphäre in Ihrer Praxis beitragen. Sie können auch die Historie Ihrer Praxis erzählen und berichten, wie Sie zu Ihrem Beruf gekommen sind. Geschichten können den Patienten die Vorteile und Auswirkungen einer Behandlung auf eine emotional ansprechende Weise zeigen, anstatt nur trockene Zahlen und Fakten zu präsentieren. Erfolgsstorys von Patienten zeigen, wie Sie geholfen haben, ihre Gesundheit zu verbessern.

9.2.2 Arbeiten Sie mit dem StoryBrand Framework

Das StoryBrand Framework von Donald Miller hilft uns, unsere Patienten besser zu verstehen und überzeugend mit ihnen zu kommunizieren. Der Ansatz geht davon aus, dass Menschen keine Produkte oder Dienstleistungen kaufen, sondern Lösungen für ihre Probleme suchen. Das StoryBrand Framework empfiehlt daher, dass Unternehmen ihre Kunden als Helden in ihren Geschichten positionieren und die Produkte und Dienstleistungen als Werkzeuge, die ihnen helfen, ihre Ziele zu erreichen.

▶ **Lektüre** Das Buch „StoryBrand: Wie Sie mit starken Geschichten Ihre Kunden überzeugen" von Donald Miller zeigt Ihnen, wie Sie Ihre Markenbotschaft so vereinfachen, dass die Menschen sie verstehen und danach handeln, und wie Sie Ihre Botschaft effektiv für Websites formulieren (Verlag Franz Vahlen 2020).

Diesen Ansatz können Sie auch nutzen, um Geschichten für Ihre medizinische oder therapeutische Praxis zu entwickeln. Positionieren Sie Ihre Patienten als Helden in Ihren Geschichten. Ihre medizinischen oder therapeutischen Leistungen sind dann Werkzeuge, die ihnen helfen, ihre Gesundheitsziele zu erreichen. Die zentralen Elemente dieses Frameworks sind:

1. Eine Person,
2. hat ein Problem,
3. sucht und findet einen Mentor,
4. der einen Plan hat,
5. und sie zum Handeln auffordert,
6. der ihr hilft, Misserfolge zu vermeiden,
7. und somit der Person zum Erfolg verhilft.

Wie sieht eine solche Story im medizinischen oder therapeutischen Kontext aus?

1. Eine Person: Das ist unser Patient, der sich in einer bestimmten Situation befindet. Das kann eine Krankheit sein, eine Verletzung oder der Wunsch, seine Gesundheit zu verbessern.
2. hat ein Problem: Das gesundheitliche Problem oder Anliegen des Patienten ist der Bösewicht in unserer Geschichte. Es ist das, was den Patienten daran hindert, sein volles Gesundheitspotenzial zu erreichen.

3. sucht und findet einen Mentor: Hier kommen Sie als Arzt und Therapeut ins Spiel. Sie sind der Mentor, der hilft, das Problem zu lösen. Ihr Wissen, Ihre Erfahrung und Ihr Verständnis für das Problem des Patienten sind Ihre Superkräfte.

4. der einen Plan hat: Als Experte entwickeln Sie einen individuellen Behandlungsplan, der auf den spezifischen Bedürfnissen und Herausforderungen des Patienten basiert. Es handelt sich nicht um einen universellen Ansatz, sondern um eine maßgeschneiderte Lösung.

5. und sie zum Handeln auffordert: Sie führen Ihren Patienten durch den Behandlungsplan, indem Sie klar definieren, was getan werden muss, um seine Gesundheit zu verbessern.

6. der ihr hilft, Misserfolge zu vermeiden: Sie erkennen frühzeitig potenzielle Probleme und verhindern, dass der Patient Rückschläge erleidet.

7. und somit der Person zum Erfolg verhilft: Sie helfen dem Patienten, den Erfolg zu erzielen, den er sich wünscht – sei es eine vollständige Genesung, eine verbesserte Gesundheit oder die Vermeidung weiterer gesundheitlicher Probleme.

Indem Sie den Patienten zum Helden Ihrer Story machen, geben Sie ihm die Möglichkeit, aktiv etwas für die Verbesserung seines Gesundheitszustands zu tun. Er hat die Kontrolle über seine Gesundheit, ganz gleich, ob es darum geht, einen Beratungstermin zu vereinbaren, Ihre Ratschläge zu befolgen oder einer Behandlung zuzustimmen. Und wenn Patienten das Gefühl haben, dass sie selbst etwas tun können, steigt die Wahrscheinlichkeit, dass sie einer Arztpraxis vertrauen und ihr treu bleiben. Ermutigen Sie Ihre Patienten also dazu, einen Termin zu vereinbaren, sich in Artikeln auf Ihrer Website über seine Krankheit, über Symptome und über Behandlungsmöglichkeiten zu informieren etc.

Ermutigen Sie Ihre Besucher

„Melden Sie sich noch heute für unseren speziellen Yogakurs gegen Rückenschmerzen an und beginnen Sie den Weg in ein schmerzfreies Leben. Lernen Sie, wie Sie Ihren Körper stärken und Ihre Schmerzen lindern können. Wir helfen Ihnen!"◄

9.3   Einfache und leichte Sprache: Verständlichkeit für alle

Gerade im Gesundheitswesen ist es wichtig, Informationen leicht zugänglich zu machen. Aber nicht alle Menschen sind in der Lage, Texte in Standardsprache problemlos zu lesen und zu verstehen. Sogenannte funktionale Analphabeten, von denen es mehrere Millionen in Deutschland gibt, können nicht richtig lesen und schreiben. Andere Personen sind aufgrund geistiger Behinderungen in ihrer Lesefähigkeit eingeschränkt. Auch Personen, die Deutsch als Fremdsprache erlernen, stehen oft vor Problemen, wenn sie es mit deutschsprachigen Texten zu tun haben. Indem Sie Texte in Einfacher oder Leichter Sprache erstellen, erreichen Sie auch diese Zielgruppen.

Wenn Sie Ihre Website umfassend barrierefrei gestalten wollen, dürfen Texte in Einfacher und Leichter Sprache nicht fehlen, um auch Menschen mit Lese- und Verständnisschwierigkeiten den Zugang zu Informationen zu erleichtern.

9.3.1   Verständliche Informationen in einfacher Sprache

Viele Menschen haben nur eingeschränkte Lesefähigkeiten und sind oft von grundlegenden Informationen ausgeschlossen. Texte in Einfacher Sprache helfen diesen Menschen, indem sie Zusammenhänge in leicht verständlicher Form erläutern. Aber auch erfahrene Leser können von solchen Texten profitieren, insbesondere in Bereichen, mit denen sie nicht vertraut sind.

Zielgruppen der Einfachen Sprache sind (Jacobi 2020):

- Menschen mit geringen deutschen Sprachkenntnissen
- Menschen mit geringer Literalität
- Menschen mit Lese- und Rechtschreibschwäche oder Legasthenie
- Menschen mit Seh- und Hörbehinderungen im Bereich Sehen und Hören
- Menschen mit geringer Bildung
- fachfremde Leser

Text in Einfacher Sprache

Was ist das neue Corona-Virus?

Das neue Corona-Virus ist ein Krankheitserreger. Das Virus verursacht eine Erkrankung der Lunge und Atemwege. Die Krankheit heißt auch: COVID-19.

Das neue Corona-Virus ist ansteckend: Es wird nämlich durch Tröpfchen-Infektion übertragen. Das bedeutet: Durch Husten oder Niesen können sich die Viren verbreiten.

Wenn die Viren über die Schleimhäute zum Beispiel in den Mund oder in die Nase gelangen, dann vermehren sich die Corona-Viren im Körper. Dort können sie eine Entzündung der Lunge und der Atemwege verursachen. Deshalb ähneln die Anzeichen den Symptomen einer Grippe oder Erkältung.

Das neue Corona-Virus ist auch bekannt unter der Abkürzung: SARS-CoV-2.

SARS steht für: schweres akutes Atemwegssyndrom. Das Virus kann also zu einer Erkrankung der Lunge und der Atemwege führen (Apotheken Umschau 2021).◄

9.3.2   Gelebte Inklusion durch Leichte Sprache

Leichte Sprache ist eine vereinfachte Form des Deutschen. Dies bedeutet, dass Grammatik und Wortschatz gegenüber dem Standard-Deutschen reduziert sind. Leichte Sprache hat – anders als Einfache Sprache – ein festes Regelwerk. Es fordert beispielsweise, Nebensätze zu vermeiden, aktive Formulierungen zu wählen und wichtige Fachbegriffe zu erklären. Nach jedem Satz folgen ein Punkt und ein Absatz. Zielgruppen der leichten Sprache sind (Jacobi 2020):

• Menschen mit geistiger Behinderung
• Menschen mit Seh- und Hörbehinderungen
• Menschen mit geringen deutschen Sprachkenntnissen
• Menschen mit geringer Literalität

Text in Leichter Sprache

Virus
Es gibt ein neues Virus.
Das Virus heißt Corona-Virus.
Man spricht es so aus: Ko-ro-na-wi-rus.
Ein Virus kann Krankheiten auslösen.

Warum wird oft über das Corona-Virus gesprochen?

Das Corona-Virus kann eine Krankheit auslösen:
Die Krankheit wird Covid-19 genannt.
Covid spricht man so aus: Ko-wit.
Covid-19 ist sehr ansteckend.
Auch in Deutschland haben sich Menschen angesteckt.
Manche Menschen sind auch krank geworden.
Die Krankheit überträgt sich von Mensch zu Mensch.
Viele Menschen können sich anstecken.
(Die Bundesregierung 2021).◄

9.4   Kurzeinführung ins Content-Marketing

Content-Marketing ist eine strategische Marketingmethode. Dabei erstellen und
verbreiten Sie regelmäßig wertvolle und relevante Inhalte, um kontinuierlich
Interesse und Engagement zu erzeugen. Wenn Sie als Arzt oder Therapeut zum
Beispiel nützliche Informationen und Ratgeber zu Gesundheitsthemen veröffent-
lichen, bauen Sie eine Beziehung zu Ihren Patienten auf, noch bevor diese Ihre
Praxis besuchen. Das schafft nicht nur Vertrauen, sondern verbessert auch die
Sichtbarkeit Ihrer Website in Suchmaschinen. Ein weiterer Vorteil: Patienten, die
nach Lösungen für ihre Gesundheitsprobleme suchen, werden durch hochwertige
Inhalte auf Ihre Kompetenz aufmerksam. So kann Content-Marketing dazu bei-
tragen, die Reichweite Ihrer Praxis zu erhöhen und letztlich mehr Patienten für
Sie zu gewinnen.

9.4.1   Setzen Sie verschiedene Content-Formate für Ihre Zwecke ein

Die Auswahl der richtigen Arten von Inhalten ist ein entscheidender Schritt, um
Ihre Praxis erfolgreich im digitalen Raum zu präsentieren. Genauso wichtig ist
jedoch die Plattform, auf der sie verbreitet werden. Dafür müssen Sie Ihre Ziel-
gruppe und ihr Online-Verhalten genau kennen. Nicht jede Plattform eignet sich
für jeden. Finden Sie heraus, wo sich Ihr Publikum aufhält – dort sollten auch
Sie aktiv sein. Halten Sie sich über Veränderungen im Online-Marketing auf dem
Laufenden, um die effektivsten Kanäle für Ihre Botschaften zu nutzen.
Neben kurzen Beiträgen können Sie mit Content-Formaten wie Podcasts,
YouTube-Videos oder Blogs eine tiefere Verbindung zu Ihrem Publikum aufbauen

und Raum für detailliertere Informationen schaffen. E-Mail-Marketing kann dies ergänzen, weil Sie damit einen direkten Kontakt zu Ihrem Publikum erhalten. Der Aufbau eines E-Mail-Verteilers ermöglicht Ihnen, wertvolle Inhalte per Newsletter direkt an Ihre Zielgruppe zu senden. Damit sind Sie nicht auf Algorithmen von Suchmaschinen angewiesen, um Ihre Inhalte sichtbar zu machen.

Wenn Sie Inhalte für die sozialen Medien erstellen, behalten Sie drei Hauptziele im Auge: informieren, inspirieren und unterhalten. Indem Sie hilfreiche Tipps und Informationen über Ihre Leistungen, inspirierende Inhalte, die das Gesundheitsverhalten beeinflussen, und unterhaltsame Einblicke hinter die Kulissen Ihrer Praxis weitergeben, können Sie eine starke Verbindung zu Ihrem Publikum aufbauen.

9.4.2 Ihr Social-Media-Auftritt muss zu Ihrer Praxis passen

Wichtig ist jedoch, dass Sie Social-Media-Aktivitäten sorgfältig zu planen und durchzuführen, um den größtmöglichen Erfolg zu erzielen. Schließlich gilt es, die Konsistenz Ihrer Inhalte zu wahren. Wählen Sie Formate, die am besten zu Ihrem Zeitplan und Ihren Zielen passen. Stellen Sie sicher, dass Ihre Inhalte nicht nur wertvoll, sondern auch einfach und verständlich sind.

Die Bundesärztekammer (BÄK) hat ihren Leitfaden „Ärztinnen und Ärzte in sozialen Medien" 2023 aktualisiert. Anhand konkreter Fallbeispiele zeigt sie auf, welche Probleme es im Umgang mit sozialen Medien geben kann, und bietet Lösungsvorschläge an. Die Zusammenfassung mündet in diese zwölf Regeln:

1. ärztliche Schweigepflicht beachten
2. keine Kollegen diffamieren – Netiquette beachten
3. Grenzen des Arzt-Patient-Verhältnisses nicht überschreiten
4. Grenzen der Fernbehandlung beachten
5. Zurückhaltung hinsichtlich öffentlicher Diskussion medizinischer Themen auf sozialen Plattformen
6. keine berufswidrige Werbung über soziale Medien
7. Verantwortung wächst mit Reichweite
8. Datenschutz und Datensicherheit beachten
9. kein Bereitstellen von Approbationsurkunden, Zeugnissen und anderen Urkunden
10. Selbstoffenbarung von Patienten verhindern

11. Zurückhaltung bei produktbezogenen Aussagen
12. Haftpflichtversicherung checken

Eine Website ist nie ganz „fertig" und muss ständig gepflegt, aktualisiert und verbessert werden, um den Bedürfnissen der Patienten gerecht zu werden und die digitale Präsentation Ihrer Praxis aktuell und relevant zu halten. Machen Sie sie zu einem Ort, der nicht nur durch seinen Inhalt, sondern auch durch seine Wärme und Zugänglichkeit besticht, ein Ort, bei dem jeder Besuch wie ein Nachhausekommen ist und an dem sich jeder Patient gesehen und verstanden fühlt.

Literatur

Apotheken Umschau (2021) Corona-Virus. www.apotheken-umschau.de/Coronavirus/Corona-Virus/einfache-sprache. Zugegriffen: 12.02.2021
Bundesärztekammer (2023) Handreichung der Bundesärztekammer – Ärztinnen und Ärzte in sozialen Medien. www.bundesaerztekammer.de/fileadmin/user_upload/BAEK/Themen/Digitalisierung/2023-01-19_Handreichung_Aerzte_in_sozialen_Medien.pdf. Zugegriffen: 02.08.2023
Die Bundesregierung (2021) Informationen zum Corona-Virus. www.bundesregierung.de/breg-de/leichte-sprache/informationen-zum-corona-virus-1728892. Zugegriffen: 12.02.2021
Jacobi P (2020) Barrierefreie Kommunikation im Gesundheitswesen. Springer, Berlin
Universität Hohenheim (2023) Verständlichkeitsforschung an der Universität Hohenheim. klartext.uni-hohenheim.de/forschung. Zugegriffen: 05.10.2023

Nachwort 10

Ich wollte nach „Websites für Arztpraxen" nie mehr ein Buch schreiben. Aber dann kam Corona. An manchen Tagen verirrte sich kein einziger Patient in meine Praxis und das Telefon klingelte nur noch selten. Ich hatte viel Zeit, war voller Ideen für ein neues Buch und spürte die nötige Energie dafür. Und doch dauerte es lange, bis ich das Manuskript fertiggestellt hatte.

Im September 2023 las ich im Spiegel ein Interview mit dem Sozialpsychologen Thomas Curran. Er hatte gerade ein Sachbuch über den Perfektionismus geschrieben und sagte dem Magazin: „Ich habe so lange für dieses Buch gebraucht, weil ich das Gefühl hatte, dass alles, was ich hervorbringe, unangreifbar sein muss." Ich fühlte mich ertappt, denn zum Zeitpunkt des Interviews war ich schon eine Weile damit beschäftigt, meine umfangreichen Recherchen und Notizen dafür zusammenzufassen, um allein dem Wort „Einführung" gerecht zu werden.

Allerdings sagte Curran auch: „Es ist absolut unmöglich, etwas zu schaffen oder zu machen, das jeder liebt. Das ist die Krux am Perfektionismus. Und das gilt auch dann, wenn man ein Buch schreibt." Dass Sie dieses Buch nun in den Händen halten, liegt also daran, dass ich meinen Perfektionismus an manchen Stellen über Bord geworfen haben. Viele Themen habe ich nur angerissen. So ist beispielsweise kein Kapitel über Onlinerecht vorhanden. Alles, was ich dazu heute schreiben könnte, würde morgen schon wieder ganz anders aussehen. Um den positiven Charakter dieses Leitfadens zu wahren, habe ich auch auf Negativbeispiele verzichtet. Das macht es etwas schwieriger, über grundlegende Fehler aufzuklären. Ich hoffe, dass Sie diesen Ratgeber dennoch mit Genuss und Gewinn gelesen haben.

Außerdem ist das Erscheinen dieses Buchs vielen Menschen zu verdanken, die mich dabei auf vielfältige Weise unterstützt haben:

J. Naumann, *Die Praxis-Website*, https://doi.org/10.1007/978-3-658-44655-0_10

Bei David Imgrund, Prasenjit Das und Ramkumar Padmanaban vom Springer Vieweg Verlag fiel meine Buchidee auf fruchtbaren Boden und fand ein verlegerisches Zuhause.

Angela Malz, Jan Hellbusch, Alexander Rus und Oliver Schöndorfer haben mich mit ihrer fachlichen Expertise beraten und unterstützt.

Meine Lektorin Cordula Natusch hat dem Text den stilistischen Feinschliff gegeben.

Anett Czäczine, Simone Hase, Carsten Lamster, Dr. Anne Pabst, Nancy Schütz, Cornelia Töpfer und Christof Zürn haben mir die Erlaubnis gegeben, Screenshots ihrer Websites zu verwenden. Auch verschiedene Organisationen haben mich bei der Erstellung dieses Ratgebers unterstützt: Ich danke der Bundesärztekammer, der Landeszahnärztekammer Sachsen, der Kassenzahnärztlichen Vereinigung Sachsen und der Stiftung für Qualität und Wirtschaftlichkeit im Gesundheitswesen.

Ein besonderes Dankeschön geht an meine Familie, Kollegen und an meine Freunde für ihre wertvollen Tipps und Kommentare sowie für ihre Geduld und Unterstützung. Danke Andreas, Ellen, Erika, Gerald, Micha, Ronald und Dr. Ronny. Mein besonderer Dank gilt meinem Freund Klaus, dessen Beitrag von unschätzbarem Wert war.

Danke Konstanze!

Literatur

Keller M (2023) Dieser elende Perfektionismus! Und wie wir uns davon befreien. www.spi egel.de/psychologie/selbstoptimierungsdruck-warum-perfektionismus-schadet-dem-ein zelnen-und-der-gesellschaft-a-8b0e3431-5146-4861-8b21-5d0901e1c0b0. Zugegriffen: 10.09.2023

Grundlagen und Begriffserklärungen

In der digitalen Welt gibt es viele Fachtermini. Oft werden sie synonym verwendet, obwohl sie unterschiedliche Bedeutungen haben. In diesem Kapitel kläre ich einige dieser Begriffe, um ein solides Verständnis für die Grundlagen des Webdesigns und der Website-Erstellung zu schaffen.

Backend-Webentwickler
Dieser Entwickler arbeitet am Hintergrund einer Website und kümmert sich um technische Aspekte wie Datenbanken, Programmierungen und die Sicherheit der Seite.

Blog
Ein Blog ist wie ein öffentliches Tagebuch im Internet, in dem man regelmäßig Beiträge schreibt und Leser Kommentare zum Geschriebenen abgeben können.

Browser
Ein Browser ist eine Softwareanwendung, mit der Sie Websites im Internet besuchen und anzeigen können. Beliebte Browser sind beispielsweise Google Chrome, Mozilla Firefox, Safari und Microsoft Edge.

Call-to-Action (CTA)
Ein Call-to-Action ist eine Aufforderung an die Zielgruppe, eine konkrete Handlung auszuführen. Ein CTA wie „Vereinbaren Sie einen Termin", „Kontaktieren Sie uns" oder „Rufen Sie uns an" leitet gezielt zur nächsten Handlung über.

J. Naumann, *Die Praxis-Website*, https://doi.org/10.1007/978-3-658-44655-0

Cascading Stylesheets (CSS)
Das ist eine Technologie, die benutzt wird, um Aussehen und Design von Websites zu definieren und festzulegen. CSS passt das Erscheinungsbild einer Webseite, zum Beispiel Farben, Schriftarten, Layout und Abstände, an. Denken Sie an CSS als die Gestaltung Ihrer Praxis, die bestimmt, wie alles aussieht und sich anfühlt.

Content (Seiteninhalt)
Der Begriff Content umfasst alle nützlichen und relevanten Informationen einer Website, die in Form von Text, Bildern, Video oder Audio präsentiert werden. Für Suchmaschinen ist Text entscheidend. Multimediale Inhalte wie Bilder und Videos können sie nur eingeschränkt erfassen und sind auf Textattribute wie Dateinamen oder Alt-Texte angewiesen.

Content-Management-System (CMS)
Ein Content-Management-System ist ein Programm, mit dem man die Inhalte einer Webseite einfach bearbeiten und verwalten kann, ohne dafür viel über Programmierung wissen zu müssen.

Content-Marketing
Content Marketing ist eine Marketingstrategie, die darauf abzielt, wertvolle und relevante Inhalte wie Blogartikel, E-Books, Videos und Infografiken zu erstellen und zu verbreiten. Diese Inhalte dienen dazu, die Aufmerksamkeit potenzieller Patienten zu wecken, eine treue Leserschaft aufzubauen und das Vertrauen in Ihre Praxis zu stärken. Letztlich kann all das zu einer Steigerung der Patientenzahlen und des Praxisumsatzes beitragen.

Domain
Die Domain ist der eindeutige Name einer Website. Sie dient als Adresse, unter der die Website im Internet gefunden werden kann. Zum Beispiel ist „beispiel.de" eine Domain.

Eye-Tracking-Studie
Eye-Tracking-Studien sind Untersuchungen, die erforschen, wohin ein Besucher auf einer Webseite zuerst schaut. Die Ergebnisse werden oft in sogenannten Heatmaps dargestellt, auf denen Daten durch Farben repräsentiert werden.

Front-End-Entwickler

Ein Front-End-Entwickler kümmert sich um alles, was auf einer Webseite sichtbar ist, wie das Design, Multimedia-Inhalte und interaktive Elemente. Ziel ist es, dass die Webseite nicht nur gut aussieht, sondern auch einfach zu bedienen ist.

Homepage

Die Homepage, auch Startseite genannt, ist oft die erste Seite, die ein Besucher sieht, wenn er eine Website aufruft. Sie dient als Eingangstor zu den weiteren Inhalten und sollte einen Überblick über das Angebot und den Zweck der Website geben.

Hypertext Markup Language (HTML)

HTML, auch Hypertext Markup Language genannt, ist eine textbasierte Auszeichnungssprache zur Darstellung von Inhalten wie Texten, Bildern und Hyperlinks in Dokumenten. HTML-Dokumente bilden die Grundlage des World Wide Web und werden von einem Webbrowser dargestellt. Zusammenfassend ist HTML die Sprache, in der Webseiten geschrieben werden und die jeder Computer auf der Welt versteht.

Hyperlink

Der Hyperlink (Link) ist ein Verweis auf ein anderes Dokument in einem Hypertext, der von einem Bot automatisch oder von einem Nutzer per Klick/Touch verfolgt werden kann. Das Konzept von Hyperlinks entspricht funktional dem Querverweis oder der Fußnote aus der konventionellen Literatur, bei der das Ziel des Verweises allerdings in der Regel manuell aufgesucht werden muss.

Hypertext Transfer Protocol Secure (HTTPS)

Das ist das Kommunikationsprotokoll im World Wide Web, mit dem Daten (zum Beispiel Webseiten) verschlüsselt und abhörsicher übertragen werden können.

Internet

Das Internet ist ein riesiges Netzwerk aus vielen Computern (Servern) weltweit, die miteinander kommunizieren können.

JavaScript

JavaScript ist eine Programmiersprache und ermöglicht interaktive und dynamische Funktionen auf einer Webseite.

Uniform Resource Locator (URL)
Die URL ist die Webadresse, die Sie in Ihren Browser eingeben, um eine bestimmte
Webseite aufzurufen. Sie besteht aus verschiedenen Teilen, etwa dem Protokoll (zum
Beispiel „http" oder „https"), dem Domainnamen (zum Beispiel „beispiel.de") und
häufig einem Pfad zu einer bestimmten Seite oder Ressource.

Unique Selling Proposition (USP)
Der USP ist die Eigenschaft oder Fähigkeit, die einen Anbieter von Produkten
oder Dienstleistungen von seinen Mitbewerbern unterscheidet, ihn also am Markt
einzigartig macht.

Usability (Gebrauchstauglichkeit)
Usability bedeutet, dass eine digitale Anwendung wie eine Website von den Nutzern intuitiv und effizient genutzt werden kann. Eine hohe Usability ist dann
gegeben, wenn die Nutzer ihre Ziele mit minimalem Aufwand und hoher Zufrie-
denheit effizient erreichen. Erfüllt eine Anwendung diese Kriterien, gilt sie als
benutzerfreundlich.

User Experience (UX)
User Experience (UX) beschreibt die Gesamterfahrung der Nutzer mit Ihrer Praxis-
Website, einschließlich Nutzen, Bedienbarkeit und Spaß. Eine hervorragende UX
wird erreicht, indem Sie sicherstellen, dass Ihre Website relevante Inhalte bietet,
einfach zu navigieren ist und die Interaktion Spaß macht.

User Interface (UI)
Das User Interface (UI) ist die Schnittstelle, über die Nutzer mit einem digitalen
Produkt interagieren. Sie umfasst alle visuellen, auditiven und haptischen Elemente,
die der Nutzer zur Steuerung verwendet – von Layout, Farben, Schriftarten bis hin
zu Tasten und Symbolen. Ein effektives UI vereinfacht die Bedienung, erhöht die
Benutzerzufriedenheit und trägt entscheidend zum Erfolg des Produkts bei.

Webhosting
Damit Ihre Website im Internet sichtbar ist, müssen die Dateien auf einem Server
gespeichert werden. Diese Dienstleistung wird Webhosting genannt. Viele verschiedene Anbieter bieten Webhosting-Dienste an – von einfachen und kostengünstigen
Lösungen bis hin zu komplexen und teuren Angeboten für große Unternehmen.

Webseite
Während „Website" die Sammlung aller Seiten einer Domain bezeichnet, bezieht sich „Webseite" auf eine einzelne Seite innerhalb dieser Sammlung. Jede Webseite hat eine eigene URL.

Website
Eine Website ist eine Sammlung von miteinander verknüpften Webseiten, die unter einem Domain-Namen erreichbar sind. Sie kann aus wenigen Seiten bestehen, wie zum Beispiel einer Homepage, einer „Über uns"-Seite und einer Kontaktseite, oder aus Hunderten von Seiten, wie das bei größeren Organisationen oder Online-Shops der Fall ist.

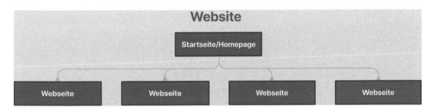

Aufbau einer Website. (Quelle: eigene Darstellung)

World Wide Web (WWW)
Das World Wide Web ist ein System von öffentlich zugänglichen Webseiten, die über das Internet mittels Hyperlinks miteinander verbunden sind und auf die mithilfe von Browsern zugegriffen werden kann. Es ist eine der Hauptanwendungen des Internets, aber nicht das gesamte Internet, das auch andere Dienste wie E-Mail, FTP und VoIP umfasst.